SOL DA TERRA

CIP-BRASIL. CATALOGAÇÃO NA FONTE
SINDICATO NACIONAL DOS EDITORES DE LIVROS, RJ

Gouvêa, Álvaro de Pinheiro
  Sol da terra : o uso do barro em psicoterapia / Álvaro de Pinheiro Gouvêa. 2. ed. - São Paulo: Summus, 2019.
  144 p.

  Bibliografia
  ISBN 978-85-323-1130-6

  1. Argila - Uso terapêutico. 2. Relações objetais (Psicanálise). 3. Psicoterapia. I. Título.

                          CDD: 616.8914
  19-56939   CDU: 616.8-085.851-032.622

Meri Gleice Rodrigues de Souza - Bibliotecária CRB-7/6439
09/05/2019   10/05/2019

www.summus.com.br

Compre em lugar de fotocopiar.
Cada real que você dá por um livro recompensa seus autores
e os convida a produzir mais sobre o tema;
incentiva seus editores a encomendar, traduzir e publicar
outras obras sobre o assunto;
e paga aos livreiros por estocar e levar até você livros
para a sua informação e o se entretenimento.
Cada real que você dá pela fotocópia não autorizada de um livro
financia um crime
e ajuda a matar a produção intelectual de seu país.

SOL DA TERRA

o uso do barro em psicoterapia

Álvaro de Pinheiro Gouvêa

summus editorial

SOL DA TERRA
O uso do barro em psicoterapia
Copyright © 1990, 2019 by Álvaro de Pinheiro Gouvêa
Direitos desta edição reservados por Summus Editorial

Editora executiva: **Soraia Bini Cury**
Assistente editorial: **Michelle Campos**
Capa: **Ruth Klotzel, com foto de Hermano Shigueru Taruna**
Fotografias: **Álvaro de Pinheiro Gouvêa (Anexo) e Hermano Shigueru Taruna (Apêndice)**

1ª reimpressão, 2024

Summus Editorial
Departamento editorial
Rua Itapicuru, 613 – 7º andar
05006-000 – São Paulo – SP
Fone: (11) 3872-3322
http://www.summus.com.br
e-mail: summus@summus.com.br

Atendimento ao consumidor
Summus Editorial
Fone: (11) 3865-9890

Vendas por atacado
Fone: (11) 3873-8638
e-mail: vendas@summus.com.br
Impresso no Brasil

APRESENTAÇÃO DA SEGUNDA EDIÇÃO

Somos todos artistas, cientistas e também parceiros ao tentar descobrir um método ou um raciocínio universal que seja válido, sobretudo para explicar o funcionamento desse misterioso psiquismo humano em suas intrincáveis relações com o mundo interno e o das coisas concretas. Desde os primórdios o homem procura se espelhar na matéria e encontra nela a condição de possibilidade de dar forma às suas emoções e sentimentos. As imagens e as coisas são percebidas, transformadas em ideias e conceitos a fim de levar o homem a poder criar um "olhar" sobre o funcionamento da psique. Sistemas pulsionais de imagens, metáforas racionais e imagéticas, imagens estéticas, imagens geométricas, ilusões, impressões, ideias e um mundo de coisas organizam a nossa subjetividade muitas vezes em meio a uma desconfortável fragmentação da linguagem verbal. A psique, em seu "ateliê íntimo", lugar da matéria bruta de nossa imaginação, sonha construir nossa identidade numa topografia móvel sujeita à logica material dos objetos concretos – o "ateliê de imagem".

Sem trair Adrian Hill (1945), desenvolvi em 1988 na Comunidade da Rocinha no Rio de Janeiro o que chamei de "ateliê de imagem". O objetivo desse espaço foi criar uma práxis e um "pensar" pioneiro em psicoterapia tendo o barro e a argila como instrumentais de trabalho analítico. Hoje essa prática em psicoterapia ou arteterapia é chamada por muitos de "terapia do barro". Por meio do conceito "objeto material", retomei criticamente a discussão teórica da chamada "relação sujeito-objeto" em Psicanálise*. O "objeto" pregado pela psicanálise é o "objeto ideia" ou "referente" e pouco se fala do "objeto concreto" como uma possível ferramenta de trabalho do psicanalista. Essa falácia da teoria em torno da noção de "relação de objeto" é em parte devida a uma demasiada subjetivação da experiência freudiana do "Fort-Da". Na medida em que excluímos o objeto concreto da teoria e do *setting* analítico (no caso o "carretel" no Fort-Da), a teoria e a práxis analítica ficam engessadas nos enredamentos semânticos da linguagem verbal.

Finalizando, diria que, por meio dessa nova abordagem do "objeto" e da noção de "relação de objeto" expressa no livro *Sol da terra*, surgiram novas maneiras de pensar e exercer a psicoterapia e a arteterapia. A partir dessas noções, foi criado o Projeto PIPA (Produções do Imaginário e Psicologia Aplicada, site: pipa.psc.br). Esse projeto vem possibilitando a utilização de minha metodologia com o barro nos estágios básicos do curso de graduação de Psicologia e no curso de pós-graduação *lato sensu* "Psicologia Junguiana, Arte e Imaginário" da PUC-Rio.

---

*. Em 1995, foi retomada a questão da "relação sujeito-objeto". A partir dessas pesquisas teóricas de doutorado na França, a noção de "objeto material" evoluiu para a noção de "objeu" (objeto do jogo) e para "relação de objeu". A noção de "relação de objeu" veio a ser defendida em tese de doutoramento pela PUC-Rio e publicada em 1995 nos cadernos do Centro Gaston Bachelard de Pesquisa sobre o Imaginário e a Racionalidade. No ano 2000, foi aceito e apresentado o artigo "La médiation de l'argile dans la méthode psychanalyique (La Relation d'objeu)" (2) no Congresso "Estados Gerais da Psicanálise", realizado na Sorbonne, em Paris. Nesse mesmo ano, publiquei o livro *A tridimensionalidade da relação analítica* (3), inaugurando uma nova maneira de abordar clinicamente o imaginário a partir da chamada "relação de objeu".
2. GOUVEA, A. P. "La médiation de l'argile dans la méthode psychanalyique (La relation d'objeu)". *Imaginaires de la Boue*, n. 16/17, 1995, p. 101.
3. GOUVEA, A. P. *A tridimensionalidade da relação analítica*. São Paulo: Cultrix, 2000.

A Elihú e Aline,
meus queridos pais.

A Monique Augras, mestra e amiga; a Nise da Silveira que me ensinou a reconhecer a saúde na doença; a você, Thais Bianchi — esse livro é um pouco do nosso trabalho; aos que me acolheram como analista; a Hermano Shigueru Taruna, fotógrafo dos trabalhos reproduzidos neste livro e a tantos outros que me ajudaram na publicação desse livro, os meus sinceros agradecimentos.

ÍNDICE

Prefácio...	11
Preâmbulo...	13
Introdução	15

CAPÍTULO I
CONSIDERAÇÕES SOBRE O NOVO PENSAR CIENTÍFICO 17
O conceito de dialética... 21
A fluidez da dialética na psique................................ 24

CAPÍTULO II
O USO DE OBJETOS NA DIALÉTICA PSICOTERÁPICA 29
A imagem como manifestação de uma experiência interna
— como veículo da emoção.................................. 30
Átomo, energia, energia físico-química, energia psíquica,
libido, formas e ordenações da psique................... 37
Consciente — inconsciente — a estrutura e dinâmica
da personalidade... 41

CAPÍTULO III
DA INTRODUÇÃO E DO USO DO OBJETO MATERIAL 49
A primeira entrevista.. 49
O "Objeto Material" 51
A escolha do Objeto Material pelo analista 52
As mãos e o Objeto Material.................................... 54

O barro como Objeto Material.................................... 55
A imersão no barro — o barro como o feminino
  matriarcal.. 58
A *Coniunctio* no barro 60
No forno alquímico, o discernimento psicológico............... 65
Conclusões 77
Apêndice
A PRÁXIS ALQUÍMICA NO CONSULTÓRIO 83
As sessões com o barro... 85
O significado de algumas imagens de barro surgidas
  no consultório... 86
Arquétipos e complexos — catarse e ab-reação no barro...... 103
Posfácio.. 107
Anexo
BREVE MODELO DE SENSIBILIZAÇÃO CORPORAL
UTILIZANDO A NATUREZA COMO *SETTING*
ANALÍTICO E DIFERENTES OBJETOS MATERIAIS...... 123
Os três momentos básicos da sessão e sua dinâmica junto
  do Objeto Material 124
A natureza como *setting* analítico................................. 125
Análise de uma sessão tendo a natureza como *setting*......... 125
A atuação do terapeuta, os exercícios e o andamento da
  sessão.. 127
Bibliografia 137

PREFÁCIO

"Toda forma nasce da terra", escreve Mircea Eliade em seu *Traité d'histoire des religions* (1970). Terra dos mortos e dos grãos, é o lugar da vida e da regeneração. Inúmeros rituais de passagem, em grupos culturais diversos, incluem o recolhimento em alguma cova. Além de constituir óbvia experiência de morte simbólica, esse rito promove o contato direto com o íntimo do barro, evidenciando-lhe a função de criação e recriação, pois, diz ainda Eliade, "a terra produz formas vivas". E o oleiro, o escultor, cúmplices das forças telúricas, deixam que seus dedos despertem as formas vivas adormecidas no âmago da terra.

O processo psicoterápico, em que forças inconscientes se organizam pela mediação do terapeuta, poderia ser comparado ao trabalho do artesão que propicia o jorrar das formas. A imagem parece bastante acertada. Ocorre, no entanto, que a grande contribuição do presente livro é que não fica em nível de metáfora. Álvaro Gouvêa realiza um trabalho de psicoterapia onde a manipulação concreta do barro é sustentáculo do processo de transformação do cliente. Sua dissertação de mestrado, que agora vem a lume sob forma de livro, teve por objeto estabelecer bases teóricas seguras para tal procedimento, cujo acerto empírico se verifica diariamente em seu bem-sucedido trabalho de psicoterapeuta.

Acompanhei a elaboração deste trabalho, e poucas vezes, no decorrer de quase vinte anos de exercício acadêmico, tive tanto prazer neste ofício. Em verdade, o processo de elaboração exerceu-se em ambos os sentidos. Aprendi tanto quanto ensinei. Cabe-me, no entanto, a satisfação de ter introduzido Álvaro ao conhecimento da obra de Bachelard, que lhe forneceu o necessário respaldo epistemológico.

Nunca é demais insistir na importância deste autor que, como ninguém, soube atender à dupla exigência da razão e da imaginação, sem estabelecer hierarquias entre conhecimento científico e saber poético mas, ao contrário, propugnou por aquilo que seu discípulo Gilbert Durand chama de *politeísmo das estruturas*.

A junção da filosofia de Bachelard com as teorias de Jung, que, na França, deu ensejo ao rico filão da *antropologia do imaginário*, permite assentar o trabalho do psicoterapeuta, quando pede ao cliente que modele uma máscara de barro. Surge então essa "forma viva", espelho de terra, rosto da alma que se vai elaborando na alquimia das metamorfoses.

Para que a integração com a perspectiva junguiana seja perfeita, pouco tempo depois, deparamo-nos com notável "coincidência significativa". Veio às minhas mãos o livro de P. Derlon, *Tradições ocultas dos ciganos** (1975), que relata o seguinte: "O cigano preconiza uma utilização singular da máscara, uma utilização de alguma forma terapêutica, por mais estranho que isso possa parecer. Visa restabelecer o equilíbrio psíquico do doente, sugerindo-lhe uma imagem inesperada (porque inconsciente) e subjetiva da serenidade. (...) A fabricação da máscara segue um ritual preciso: elabora-se começando com sete bolas de argila que representam sete astros, Saturno, Júpiter, Marte, Urano, Mercúrio, o Sol e a Lua (...) A máscara é a materialização do fim a atingir. Apresenta-se como um enigma do qual só o paciente possui a chave" (pp. 133-134).

A construção daquilo que os ciganos chamam de *máscara da serenidade*, inclui portanto a reprodução da imagem do cosmos que, interiorizada, leva o cliente a reelaborar a harmonia interna. Mais uma vez, magia e psicoterapia trilham caminhos paralelos, onde se afirma a natureza enigmática e fascinante da realidade humana.

Monique Augras
Departamento de Psicologia
PUC/RJ

---

* São Paulo, DIFEL, 1975. (Orig. francês: *Traditions occultes des gitans*.)

PREÂMBULO

Este trabalho é uma discussão acerca de uma prática analítica, tal como se apresenta em consultório particular, em que se atende especificamente a adolescentes e adultos considerados nos limites da neurose. O propósito geral pode ser considerado como uma tentativa de facilitar a relação "analista/analisando" na prática diária de consultório e vir a dinamizar o processo de cura pela psicoterapia de base analítica.

A partir dos estudos das noções básicas do pensamento de Gaston Bachelard em suas obras: *A Filosofia do Não, O Novo Espírito Científico* e *A Poética do Espaço*, procuramos mostrar, num primeiro momento desse trabalho, que a dinâmica dialética traz em si mesma o espaço para o diálogo, que propicia o crescimento psíquico dos indivíduos, o ser do homem em dialética.

No momento seguinte, desdobramos a construção da relação "analista/analisando" ao introduzirmos um objeto específico com a denominação de "Objeto material" (no caso o referido objeto é o barro da terra), estabelecendo a tríade "analista-objeto material-analisando".

A seguir, procuramos analisar tais relações a partir fundamentalmente de três pontos: o primeiro diz respeito à abordagem da dialética em psicoterapia analítica; o segundo utiliza conceitos junguianos, da psicologia analítica; e o terceiro, o pensamento de Gaston Bachelard, a fim de iluminar o trabalho analítico no consultório.

O objetivo geral consiste em anunciar o simbolismo do "Objeto material" como o meio adequado para se atingir o núcleo de personalidade daqueles que vêem na criação de si mesmos a questão central da existência. Não se trata, portanto, de confirmar uma teoria, mas de expressar-me através do trabalho que realizo no consultório enquanto analista.

INTRODUÇÃO

"Ouve-me, ouve-me ó silêncio. O que te falo nunca é o que eu te falo, e sim, outra coisa. Capta essa coisa que me escapa e no entanto vivo dela e estou à tona de brilhante escuridão. Um instante me leva insensivelmente a outro e o tema atemático vai se desenrolando sem plano mas geométrico como as figuras sucessivas num caleidoscópio."[1]

Monique Augras, minha orientadora, soube silenciar e dizer a palavra certa enquanto meus pacientes confirmavam a todo instante o que meu ser já sabia. Escrever esse livro, fabricar o texto, forçar-me a escrever sobre o desejo vivido no direto do nosso barro, tornou-se uma tarefa possível graças a C. G. Jung e Gaston Bachelard entre outros. É preciso escrever como quem faz ciência; psicologia é ciência: a ciência do ser. Mas como falar em palavras discursivas o que se passa no espaço do consultório? Como falar das queixas insistentes dos analisandos querendo ser tratados de forma mais próxima, mais dinâmica, mais humana? A prática da teoria teria afastado o analista do existencial do analisando? Ocupando-me assiduamente de minhas fantasias, tais pesquisas levaram-me a repensar muito do que fora aprendido como fundamento teórico da prática analítica. "O relacionamento médico-paciente tem de ser um processo dialético. Isto posto, fica evidente a necessidade de se mudar totalmente o enfoque em relação às formas mais antigas de psicoterapia."[2]

É o que se tenta fazer quando se considera que para o analista se torna imprescindível pensar e agir de forma dialética ao mesmo tempo que se introduz no *setting* analítico o que chamamos de "Ob-

---

1. Lispector, C., *Água Viva*. Rio de Janeiro, Nova Fronteira, 1985, p. 14.
2. Jung, C. G., *A Prática da Psicoterapia*. Petrópolis, Vozes, 1981, p. 7.

jeto material" (o barro, a argila) a fim de compor a trilogia "analista-objeto material-analisando".

Sei que, quando escrevo, escrevo como quem aprende. São "palavras, palavras, deslocadas e mutiladas, palavras de outros (...)"[3] mas que ao compor este livro querem surgir como uma resposta ou recolocar em questão todo um saber teórico e técnico que tento — com todo o corpo de meu dia-a-dia de reflexões, estudos e trabalho — transformar numa visão de mundo sobre a qual delinearia um modelo. Mais do que um modelo: a sombra de um modelo advindo de uma atividade analítica mais preocupada com a verdade do ser — matéria original desse trabalho. Quando o analista não reconhece a ação da *Weltanschauung* (cosmovisão) na situação analítica, porque ela é freqüentemente obscura e disfarçada, é reconduzido a ela pelo próprio analisando quando ele começa a circular em torno de suas neuroses e o analista a perder-se em interpretações que não ajudam a entrever uma saída adequada para o caso. Observa-se a partir daí uma situação geradora de angústia que culminará ou com o embotamento tanto do analista como do analisando, ou com a saída desse último, o que é mais sadio do ponto de vista psicológico.

"O pensamento mais fugaz obedece a um desenho invisível e pode coroar, ou inaugurar, uma forma secreta."[4] Nesse seu pensamento, Borges me faz pressentir que em alguma região do ser a alma se eleva em arte, em ciência, em psicologia. E a dor secreta daquele que busca analisar-se, conhecer-se de dentro do seu próprio destino, encontrará no fogo da relação analítica o lugar ideal para exprimir a complexa e paradoxal dinâmica do existir em verdade. Não pretendo abarcar nesse livro toda a complexidade que envolve tanto saber em psicologia. É mais uma tentativa de resgatar a mim mesmo e quem sabe outros, de uma série de conhecimentos teóricos e técnicos e, numa espécie de metanóia (conversão), buscar uma imagem mais estruturada da verdade última.

Nessa perspectiva, a idéia vem refletir um desejo profundo de ser eu mesmo a partir do Si-mesmo (*Selbst*), vivendo uma síntese mais madura, fruto de uma realidade vivida e impactada pela prática diária como analista e analisando e que o presente livro me ajudou a colocar em ordem. "Nós não somos os criadores de nossas idéias, mas apenas seus porta-vozes; são elas que nos dão forma... e cada um de nós carrega a tocha que no fim do caminho outro levará."[5] Nesse sentido esse trabalho é muito junguiano.

---

3. Borges, J. L., *O Aleph*. Rio de Janeiro, Editora Globo, 1985, p. 17.
4. *Op. cit.*, p.12.
5. Jung, C. G., *Memórias, Sonhos, Reflexões*. Rio de Janeiro, Nova Fronteira, 1975, p. 8.

Capítulo I

CONSIDERAÇÕES SOBRE O NOVO PENSAR CIENTÍFICO

"Nós, os psicoterapeutas deveríamos ser filósofos, ou médicos-filósofos — não consigo deixar de pensar assim." [1]

O homem sempre esteve diante do inexplicável e como ser pensante que é, procura encontrar as "leis" nos fenômenos que o cercam e formular teorias que possam levá-lo a uma compreensão mais profunda de si mesmo, de sua alma, de sua psique e dessa forma apoderar-se de sua existência. No entanto, apesar de tantos séculos de vida, de tantas descobertas científicas, a fragilidade humana se faz presença constante, inexorável, e o homem permanece paradoxal: é forte porque é fraco.

A partir dessa gestação contínua, dialética e paradoxal, a que a humanidade está condenada, nasce o homem de dentro de si mesmo como uma criança do seio materno para — cada vez mais — reconhecer-se como participante de um todo universal, como um dos componentes do cosmo e não mais ora como o "homem da caverna" — fraco e sujeito às intempéries da natureza, ora como o "onipotente homem" — senhor do universo, da natureza.

A questão imediata que se postula é de como se daria a relação: homem, ser pensante num corpo físico — com o mundo que o cerca, ou seja, a questão da inter-relação entre o homem, suas metafísicas [2]

---

1. Jung, C. G., *A Prática da Psicoterapia*. Petrópolis, Vozes, 1981, p. 76.
2. Tem-se repetido sempre que todo homem culto apóia-se fatalmente em duas metafísicas e não em uma, como queria William James. Assim, racionalismo e empirismo se tornaram atitudes clássicas fundamentais ao espírito científico moderno. O racionalista está pronto a falar de uma realidade que ele não conhece em si mesma, enquanto o empirista se aventura em simplificações imediatistas.

17

e a natureza com suas leis próprias. O resultado dessa relação se convencionou chamar "ciência": o produto do espírito humano quando subjetiva e objetiva conteúdos das leis de nosso espírito, identificadas que foram com as leis que regem o mundo externo, a natureza, o cosmo; leis que existem por si mesmas, mas que coexistem com o ser do homem.

Esse indagar do homem que é ciência, faz-se de maneira brilhante em Bachelard quando ele aponta uma nova luz sobre o que possa ser Realidade e Razão, Raciocínio e Experiência, e ensina como pensar juntos tais encontros dualistas, sabendo de antemão que a filosofia da ciência é uma filosofia que se aplica; o que obscurece a "pureza" e a "unidade" da filosofia especulativa. O "novo espírito científico" de Bachelard procura considerar a filosofia científica em si mesma, exorcizando na medida do possível as obrigações do vocabulário filosófico tradicional que vinham estreitar o vôo do pensamento moderno, ao mesmo tempo que medita sobre a impureza metafísica acarretada pelo duplo sentido da prova científica. Segundo Bachelard, a prova científica se afirma na experiência e no raciocínio da mesma maneira que num contato com a realidade e numa referência à razão. Dessa maneira: "Se ela experimenta, é preciso raciocinar; se ela raciocina, é preciso experimentar."[3]

Na experiência se dá o encontro com a natureza em toda a sua dimensão material, estabelece-se a dolorosa metamorfose e algo de novo se cria. É a criação em toda sua extensão dialética. E a renovação do objeto se faz necessária para que o homem se relacione com o fenômeno. A renovação, o novo que o objeto traz e livra o homem do monólogo existencial: "um método excelente acaba por perder sua fecundidade se não se renova seu objeto."[4] Na fenomenologia científica confluiriam o materialismo racional e o racionalismo aplicado. Assim, na fenomenotécnica bachelardiana, a força se encontra naquilo que transparece do que se constrói.

Bachelard percebia o interesse entre os físicos, seus contemporâneos, no sentido de seguir esforçando-se em busca de uma síntese fenomenista da matéria e de suas ações. Entre as diversas teses metafísicas que procuraram pensar tal problema, encontrava-se a de Wurtz: "Imaginar movimento sem alguma coisa que se move" — cria-se o atomismo. A microfísica rebate tal argumento pela recíproca: "Não se pode imaginar uma coisa sem colocar alguma ação desta coisa". Segundo Bachelard, um empirista "ocioso e grosseiro" po-

---

3. Bachelard, G., *O Novo Espírito Científico*. Rio de Janeiro, Tempo Brasileiro, 1968, p. 12.
4. *Op.cit.*, p. 12.

deria chamar de "coisa" um objeto inerte, uma experiência não realizada, não provada, apesar de seus anseios pela concretude. Mas, adverte Bachelard, argumentando que não se pode descrever senão através de uma ação. Como exemplo, pergunta-se sobre o que vem a ser o fóton imóvel. E Bachelard nos diz que o fóton é um tipo de coisa-movimento e que o complexo espaço-tempo, a essência do fenômeno, é melhor realizada quando o objeto é menor. A partir daí, acontece o que seria um avanço em relação ao materialismo e sua abstração geométrica primitiva. Associam-se "matéria e irradiação" e outros caracteres fenomenais mais importantes, como os relativos à energia, se apresentam para a matéria. Na medida em que se reconhece a capacidade energética e de transformação energética da matéria, pergunta-se como a energia pode receber os caracteres da matéria e vice-versa. Essa pergunta levará Bachelard a considerar a energia como o traço profundo de união entre a coisa e o movimento. Assim perceberíamos que um movimento torna-se "coisa eficaz" na medida em que medíssemos sua energia. A questão que se segue, de suma importância, diz respeito à maneira como se pensa a matéria em seu espaço mesmo. Na macrofísica do século passado já se examinara as possibilidades de transformações de energia; no entanto, fazia-se abstenção da noção espacial de matéria. A matéria permanecia como uma espécie de causa ocasional, reafirmando uma ciência que insistia em manter-se realista. Karl Pearson dizia: "A matéria é o imaterial em movimento"[5] A "coisa em si" passou a ser a energia cinética; única maneira de reconhecer a realidade externa: "O bastão que espanca Scapin não prova a existência do mundo exterior. Este bastão não existe."[6] Deste modo, a energia vinha sendo tomada como uma qualidade que nada tinha a ver com o simples apoio em que se colocava a matéria. Berkeley vinha estudando a estrutura da energia; fazia-o de maneira insuficiente, pois pouco falava da estrutura da matéria. Ele se opunha de certa maneira às pesquisas atômicas uma vez que estudava a energia sem se preocupar em construir a energia. Na antiga intuição desconhecia-se algo de essencial da energia: o seu caráter temporal. Não bastaria, portanto, aludirmos à matéria em suas propriedades energéticas. Reconhecer que a matéria emite e armazena energia não nos livra de contradições, uma vez que "armazenando-se, a energia torna-se latente, potencial, fictícia, como uma soma de dinheiro subtraída aos guichês dos bancos e a energia que não tem sentido real senão num desdobramento temporal torna-se intemporal."[7]

---

5. *Op.cit.*, p.62.
6. *Op.cit.*, p.62.
7. *Op.cit.*, p.63.

Bergson se ocupa em estudar o fenômeno da "duração", que aparece agora como a "falha" da filosofia, mas é Bachelard que faz a ruptura decisiva no curso do tempo. Nele há uma "verticalidade" que equivale à perpendicularidade para com a "duração concreta". Segundo esse pensador, não há sincronismo entre o pensamento de agir e o desenvolvimento efetivo da ação. O desdobramento se dá quando nosso pensamento exprime ações tanto virtuais quanto reais e encontra seu ponto culminante no próprio momento de decisão. Nesse sentido, retrair uma ação em seu instante decisivo constituirá ao mesmo tempo a unidade e o absoluto dessa ação. Aqui, Bachelard libera a "decisão" fazendo da "continuidade" um começo sempre recomeçado, considerando que no universo psíquico haveria apenas "um acontecimento microfísico que libera um *quantum* de ação".

Dessas novas formas de encarar a problemática científica, seguiu-se a compreensão de que haveria mais e não menos no real "quantidade" do que no real "qualidade experiência". Aqui vemos claramente o *ter* se sobrepondo ao *ser*, ou melhor, o Ser adquirindo força no Ter. Ter e Ser, Ser e Ter no novo momento da ciência. A "qualidade" sofrera um revés e "o azul do céu passou a ter tão pouca existência quanto a abóbada do céu". "O figurado traduziu-se no abstrato"; tornara-se fato a energia modificar a matéria: "... é mais porque um átomo recebe ou abandona energia que ele muda de forma; e não mais porque o átomo muda de forma que ele perde ou ganha energia". [8]

A questão nesse momento parece exigir novas reflexões para que a ciência não se perca em novas afirmações. Tudo ser energia, ou tudo ser matéria, ou tudo ser o Ser ou não ser o Ser, ser o "nada", parece conduzir a velhas estruturas abstratas. Aqui cabe uma série de perguntas: ficaríamos no falar de uma configuração abstrata, da configuração sem figura? Elevaríamos a imaginação a formas espaciais? Eliminaríamos o próprio espaço-tempo em busca de estruturas abstratas? Daríamos a primazia à relação sobre o Ser ou sobre o Ter? Sobre a matéria? Sobre a energia? Sobre a divindàde? Sobre o homem? Talvez a ciência busque ter o Ser em muitos momentos — o que seria um limite para o Ser e o próprio Ter científico. Para Bachelard "a matéria se apresenta à intuição ingênua em seu aspecto localizado, como desenhada, como encenada num volume bem limitado, a energia permanece sem figuras; não se lhe dá uma configuração senão indiretamente, ligando-a ao número. A energia pode, aliás, sob forma potencial, ocupar um volume sem limite preciso: ela pode atualizar-se em pontos particulares. Maravilhoso conceito

---

8. *Op.cit.*, p. 64.

situado como um intermediário numérico entre o potencial e o atual, entre o espaço e o tempo!"[9] E, mais que simples explosões fugazes, "por seu desenvolvimento energético, o átomo é Devir tanto como Ser, é movimento tanto como coisa. Ele é elemento do Devir-Ser no espaço-tempo."[10]

A partir de toda essa discussão de como se dá o encontro do ser-energia-matéria-homem, algo de novo se impõe na história do pensamento científico: toda verdade é revisável uma vez que "saber e ser" necessita ser refeito sem parar e, apesar da tendência à inércia do que é instituído pelo homem, sabemos o quanto se torna arriscado e necessário buscar o objeto científico para a própria ciência e ontologia. E esse objeto só poderá estar contido numa tentativa de síntese fruto de um pensamento discursivo, de um pensamento essencialmente dialético.

O conceito de dialética

Em seu racionalismo, Descartes afirmava que o sujeito nunca conheceria o objeto. Segundo ele a idéia se antepõe entre o sujeito e o objeto. Ele conhecera a "idéia" e essa é como se fora o sujeito do objeto. Assim, para o racionalista cartesiano não há a relação "objeto-sujeito" e sim a relação "sujeito-idéia", o que equivale a dizer que para os que seguem Descartes em seu pensamento o objeto é uma mera coisa.

Em Kant, a tendência é reduzir a multiplicidade dos juízos a uma unidade superior na expectativa de encontrar um princípio absoluto incondicionado. Com isso, há uma redução ao sujeito. Embora Kant não negue o empírico, ele termina por cair nas malhas do idealismo. Representando um passo à frente em relação ao dualismo cartesiano (o idealista é sempre um racionalista, mas o racionalismo nem sempre equivale ao idealismo), o idealismo kantiano reduz a realidade, o real, ao empírico. Isso em função do método escolhido.

No empirismo tudo se reduz ao sensível, como podemos constatar em Hume. O empirismo puro não chega ao nível da inteligência e conseqüentemente não atinge o que seria o "universal". O empirista Locke chega a considerar que todos os nossos conhecimentos (idéias) derivam da experiência.

Tanto Descartes quanto Kant desconheceram a abstração e reduziram a realidade ao sujeito. Na tentativa de se aproximar mais

---

9. *Op.cit.*, p. 65.
10. *Op.cit.*, p. 65.

da matéria em si mesma o empirismo, por sua vez, desconheceu a inteligência e acaba por desconhecer a própria ciência. Tanto o empirismo como o idealismo e o racionalismo têm pontos em comum, contradições e por outro lado se completam. Em todos esses pensadores existe o chamado postulado racionalista. Partem desse postulado e, seguindo-o, não conseguem sair dele. Como uma possível solução a todos esses impasses, temos o pensamento dialético. O pensamento dialético aparece como uma possibilidade válida de vir a construir um itinerário gnoseológico que pudesse superar as antinomias existentes no racionalismo, idealismo e empirismo. O pensamento dialético já começa por aceitar os dados dessas correntes do pensamento.

Considera o pensamento dialético, no que se refere à inteligência, que ela tem capacidade e que há algo de inato nela uma vez que não é a mesma simplesmente uma tábula rasa. Mas, se não for essa inteligência provocada, ela não produzirá nada. A inteligência no pensamento dialético é uma capacidade; todavia, essa capacidade está vazia e só irá "conhecer" quando tiver conhecimento. Só quando tiver produção do conhecimento a inteligência atualizaria o inteligível que está em potência no ser sensível.

O termo dialética é, sem sombra de dúvida, um dos que mais se exploram na linguagem filosófica. Entre os pensadores contemporâneos considerados de pensamento dialético encontra-se Bachelard. Na época em que escrevera *La Philosophie du Non* (1940), Gaston Bachelard conhecia muito pouco desse modelo filosófico, mas já podíamos entrever em suas idéias o desejo de negação que o identificaria com o pensamento de Octave Hamelin. No "método sintético" de Hamelin a tese e antítese se complementam sem contradição, o que o difere do modelo clássico da dialética hegeliana. E é Bachelard que fala: "A filosofia do não surgirá, pois, não como uma atitude de recusa mas como uma atitude de conciliação"[11] e, acrescenta, que tal filosofia "... não é psicologicamente um negativismo" e que ela "não conduz, face à natureza, a um niilismo. Pelo contrário, ela procede, em nós e fora de nós, de uma atividade construtiva. Ela afirma que o espírito é, no seu trabalho, um fator de evolução."[12] E, se quisermos "... alguma garantia de termos a mesma opinião acerca de uma idéia particular, é preciso pelo menos que tenhamos tido sobre ela opiniões diferentes. Se dois homens se que-

---

11. Bachelard, G., *A Filosofia do Não; O Novo Espírito Científico; A Poética do Espaço*. Col. Os Pensadores, São Paulo, Abril, 1984, p. 9.
12. *Op. cit.*, p. 9.

rem entender verdadeiramente, têm primeiro que se contradizer. A verdade é filha de discussão e não filha da simpatia".[13]

A filosofia do não, portanto, mais que uma vontade aleatória e sofista de negação, procura sintonizar-se com o interior dos sistemas de regras, em busca do que legitima a existência da regra. Logo, a negação em Bachelard não é o primeiro momento de uma negação da negação. Ao contrário, ao se formar a partir de uma generalização dialética, ela se torna imediatamente positiva. Nesse pensar dialético o espírito é uma realidade, a matéria é uma realidade — um atua sobre o outro numa reciprocidade causal, na própria causa. Há uma causalidade recíproca, um espírito encarnado: "O não de alguém que retoma sua liberdade".[14] No dialético bachelardiano, o sujeito e o objeto, embora distintos, sofrem uma correlação. O conhecimento seria a síntese entre os dois. O sujeito é um dos componentes do conhecimento; quando conheço algo eu contribuo para isso. Não existe no sujeito uma subjetividade absoluta e nem objetividade absoluta, existe uma síntese do conhecimento onde o objeto chega ao sujeito através de uma forma representativa, baseado no objeto e na estrutura do sujeito. Assim, o sujeito vai se amoldar ao objeto da mesma forma que este se amolda ao sujeito, à estrutura do sujeito. O objeto é distinto do sujeito mas contraposto ao sujeito. O objeto seria algo que está *defronte a*. Não existe objeto sem sujeito, mas também não haveria sujeito sem objeto. Sujeito e objeto estão inter-relacionados e formam uma única estrutura quando em síntese. Elementos que se relacionam entre si, partes que se combinam num todo e que formam uma estrutura inter-relacionando-se.

A noção de dialética nossa nesse trabalho quer ter a agilidade do pensamento de Bachelard, para que possamos ajudar a romper as barreiras e as escleroses nas psicoterapias e vir abrir o espírito à infinidade de combinações possíveis do pensamento humano. O pensamento racional muito reto e igual do pensamento psicanalista tornou-se um perigo para o futuro do analista e conseqüentemente para o analisando. Todo trabalho de Bachelard nos faz ver que a tarefa atual é a de apreender o pensamento científico contemporâneo em sua dialética, em sua novidade sintética essencial, buscando dar conta da "razão-experiência" em sua dinâmica energética, evitando com isso uma redução racionalista ou empirista.

---

13. *Op. cit.*, p. 81.
14. Quillet, P., *Introdução ao Pensamento de Bachelard*. Rio de Janeiro, Zahar, 1977, p. 57.

A fluidez da dialética na psique

> A psique em dialética busca a imagem do sem-fim.

A natureza da psique é antes de tudo natureza: é imensidão, é terra, água, ar, fogo, raiz, floresta. A imensidão é o movimento da psique imóvel. O momento inicial da psique é imensidão e o nosso imaginário não contém, por si só, as imagens da imensidão. Ele foge sempre no mundo do "sem limite" em busca de um corpo, de uma atividade natural, de uma significação verdadeira que só se encontra, por paradoxal que pareça, na ação de uma dialética atividade natural ao nível do nosso ser imensificante. E "como o imenso não é um objeto, uma fenomenologia do imenso nos enviará sem rodeios a uma consciência imaginante."[15] Se pudéssemos entrar no imensificante, mergulhar nas impressões da imensidão, onde se unem estalactites, pedras, fósseis e os bichos ansiosos pelo erotismo e o maléfico, e nos arrastássemos pelo universo adentro, sem rodeios, no domínio virtual das emoções e dos complexos, aprofundando nosso ser cada vez mais nessa região de fantásticas imagens e sem nos perder de nós mesmos, sem dúvida seria profundamente libertador. Se o homem aprende a analisar, algo de especial dessa ancestral caverna libera-se em imagens e impressões, e dessa "fenomenologia sem fenômeno" construir-se-ia uma consciência imaginante capaz de realizar "o ser puro da imaginação pura".[16]

A alma do homem, a psique em momentos de lucidez, anseia que da gruta existencial as névoas se dissipem, e do "doce horror" e das maravilhas da caverna um lamento se faça ouvir: "Ó noite sem objetos! Ó janela surda ao exterior, ó portas fechadas com cuidado, práticas vindas de tempos antigos, transmitidas, verificadas, nunca inteiramente compreendidas". "Ó mãe, ó tu que és única, que te colocaste diante de todo este silêncio, no tempo em que eu era criança."[17] E nos domínios da imagem psíquica a forma da imensidão se cria a si mesma. Primeiramente a partir de um estado anárquico ou caótico e num segundo estágio como uma fase monárquica ou monística em que a Terra, Água, Ar, Fogo, se encontram integralmente na floresta psíquica e seguem em busca da consistência de uma identidade mais protegida e habitável: "A terra tranqüila, por cau-

---

15. Bachelard, *Op. cit.*, p. 317.
16. Bachelard, *Op. cit.*, p. 317.
17. Bachelard, *Op. cit.*, p. 347.

sa de (seu) silêncio prodigioso, coalhada em trinta léguas de verdura."[18]

A necessidade que se anuncia é de concretude. Dos desejos difusos que se arrastam na penumbra cresce agora como que de repente um lugar na terra. Experimentar a solidez de um solo unido e firme nos obrigaria de todos os malefícios, dos medos escondidos e longínquos. Assim, o "eu sou" vai se integrando no "não eu" da floresta e das extensões campestres. E o meu ser ávido de meditar nas coisas da terra e numa ânsia de ancestralidade, faz confidências a si mesmo. O pensamento sai pelos campos e pradarias, em meio ao desejo secreto de falar do instante vivido de um passado terroso que, ao encerrar algo de concretude, possibilita-me construir algo que, embora isento de mim, encerra minha libertação futura. Só que aquilo que capto, vibra alegre em meu ser, agora um pouco mais terra. Descubro que venho do barro, da argila que se insinua num sopro de vida e não mais do "não-eu das florestas". E na dialética do sem-fim, passo sem sentir de um lado para outro e, ainda meio enovelado, descubro um outro lado no meu passado e numa luz que há em mim. "Quando se abranda a dialética do eu e do não-eu, sinto as pradarias e os campos comigo, no comigo, o conosco. Mas a floresta reina no anterior. Em determinado bosque que conheço, meu avô se perdeu. Contaram-me, não esqueci. Foi num tempo em que eu vivia. Minhas lembranças mais antigas têm cem anos ou pouco mais."[19]

Nesse estágio a imensidão traz consigo mais um avanço na criação da consciência. Surge a possibilidade do objeto, que se configura um pouco mais em si mesmo. Tal objeto é imagem ainda, imagem imaginada. A "função do irreal" faz da imaginação uma "faculdade de sobre-humanidade" ao formar imagens que ultrapassam a realidade. "A imagem percebida e a imagem criada são duas instâncias psíquicas muito diferentes."[20] Criar a imagem percebida (imaginação criadora) já é um passo para a consciência; reproduzir uma imagem retida pela percepção e memória (imaginação reprodutora) carrega a imagem de atividade relativa à "vontade de trabalho". A imaginação criadora diz respeito ao âmago do ser, ao *self*, às entranhas do ser que se cria a si mesmo, "é um princípio de multiplicação dos atributos da intimidade das substâncias. Ela também é vontade de mais ser, não evasiva, mais pródiga, não

---

18. Bachelard, *op.cit.*, p. 318.
19. Bachelard, *op. cit.*, p. 319.
20. Bachelard, *op. cit.*, p. XII.

contraditória, antes ébria de oposição".[21]

Uma vez feita a distinção, imposta a dualidade do sujeito e da imagem concretizada na matéria, após ter sido materializada na mente irreal, volta-se de maneira incisiva na consciência, a noção do objeto em si mesmo. A consciência do fenômeno mesmo é que possibilitará, como num novo estágio, uma dinâmica dialética criativa. O objeto mesmo e o imaginário do sujeito fluem em dialética. É o ser do homem em relação com o ser do objeto mesmo, corpo-a-corpo com ele, qualquer que seja a sua constituição. A dualidade só persiste enquanto em seu interior a semente da dialética grita pela criação, por equilíbrio em síntese. E o homem nasce para o mundo externo, em dialética, sempre em dialética: "Mas no exterior, no exterior, tudo é desmesurado. E, no momento em que o nível do exterior sobe, ela se eleva em ti, não nos vasos que estão em parte em teu poder, ou na fleugma de teus órgãos mais impassíveis: mas ela cresce nos vasos capilares, absorvida na direção do alto até as últimas ramificações de tua existência infinitamente ramificada. É lá que ela sobe, é lá que ela transborda de ti, mais alto que a respiração e, como último recurso, tu te refugias no ápice de teu talento. Ah, e em seguida onde, onde em seguida? Teu coração te expulsa para fora de ti mesmo, teu coração te persegue, e tu já estás quase fora de ti, e tu não podes mais. Como um escaravelho sobre o qual se avançou, tu corres para fora de ti mesmo e tua pouca firmeza ou elasticidade não têm mais sentido".[22] Os poetas conhecem bem esse "tempo" incessante do vir-a-ser do ser, e Clarice Lispector, sente que é assim: "Estou de olhos fechados. Sou pura inconsciência. Já cortaram o cordão umbilical: estou solta no universo. Não penso mais; sinto o *it*. Com olhos fechados procuro cegamente o peito: quero leite gros-

---

21. Bachelard, *op.cit.*, p. XII. (Obs: A imaginação criadora é a referência do analista que procura usar a matéria e o ato de criar no *setting* analítico. Quando no consultório o predomínio é da imaginação transformadora temos o que chamamos de "arteterapia", "terapia ocupacional", etc. Todos esses tipos de práxis psicoterápicas se relacionam com uma certa forma diferente de vivenciar as imagens. Nessas práticas as imagens são eminentemente ativas. Também o artista em seu ateliê vivencia a imaginação transformadora ao trabalhar de certa forma, movido pela "vontade de trabalho e produção". Mas, quando ele busca em análise a essência de si próprio nas formas que cria; quando se compraz em analisar seus impulsos viscerais e consegue dizer algo de si no que realizou; quando se sente vivendo atrás da palavra, atrás do pensamento e se larga na sessão infantilmente como uma criança a brincar na matéria, no espaço material, no barro; quando esse artista em análise ousa dizer do proibido que se avizinha em formas, nesse momento o espaço no consultório se torna vasto. E na vastidão misteriosa em que se tornou a sessão, acontece a alquimia transformação psicológica e, assombrados, entrevemos no "Objeto material" o eterno do homem. No descompasso, arriscando-se à desconexão, move-se de dentro de seus instintos, o que não sabia existir em imagens, por ser só desejo.)
22. Bachelard, *op.cit.*, p.XII.

so. Ninguém me ensinou a querer. Mas, eu já quero. Fico deitada com olhos abertos a ver o teto. Por dentro é obscuridade. Um eu que pulsa já se forma. Há girassóis. Há trigo alto. Eu é." "Eu sou é o mundo." "A minha consciência agora é leve e é ar". "Nasce no ar a primeira flor. Forma-se o chão que é terra. O resto é ar e o resto é lento fogo em perpétua mutação".[23]

Na ânsia em encontrar a si mesmo, de dentro o homem busca-se fora e o encontro acontece na natureza, a raiz mesma do homem. E num pressentir subjacente, a natureza em sua fertilidade diversa se abre com intensidade igual, se necessário, à que o homem se abre a ela. Vivencia-se, então, o corte consigo mesmo quando — numa ruptura com a mesmice de uma imagem grudada à sua essência, à sua existência — o homem passa a coexistir com o objetável do objeto. Materializa-se, sem medo de perder-se na matéria e ao silenciar-se no silêncio do objeto ele se vê ligado ao material humano adormecido no imaterial da matéria. Martin Buber parecia temer esse encontro ao temer a matéria. De tal maneira alienou-se na relação personalizante do "Eu-Tu" que a matéria lhe parecia agressiva e perigosa: "A palavra-princípio 'Eu-isso' não tem nada de mal em si mesma. O que existe de mal é o fato de a matéria pretender ser aquilo que existe. Se o homem permitir, o mundo do 'Isso', no seu contínuo crescimento, o invade e seu próprio 'Eu' perde a sua atualidade, até que o pesadelo sobre ele e o fantasma no seu interior sussurram um ao outro confessando sua perdição."[24] Mas, a matéria se abre ao homem em sua integridade mesma, em sua unidade última de ser matéria. Ela é o que é, se o homem deixar que ela seja. No silêncio da argila, de um cristal, da secreta redondez de uma pedra, ouve-se a energia, o fogo oculto que transcenderá dentro do ser do homem como a esmeralda dos filósofos. "O homem nasce da pedra"[25], da pedra que germina do húmus do barro libidinoso, cavernoso e cheio de erotismo, vasto em desejo de criação. O "Objeto material" é início e o fim último do homem. Na medida em que a consciência do homem se dá conta do objeto concreto, ele se abre ao mundo externo; reconhecendo-o e reconhecendo-se nele "o espírito vê e revê objetos. A alma encontra no objeto o ninho de uma imensidão".[26]

O constante contato corpo-a-corpo com o objeto instaura uma nova dimensão ao nível de consciência. O objeto serve de continente

---

23. Lispector, C., *Água Viva*. Rio de Janeiro, Nova Fronteira, 1985, p. 38.
24. Buber, M., *Eu-Tu*, São Paulo, Cortez Moraes, 1979, p. 54.
25. Bachelard, G., *A Filosofia do Não; o Novo Espírito Científico; A Poética do Espaço*, op. cit., p. 268.
26. *Op. cit.*, p. 321.

a projeções humanas e o homem, tendo a matéria como espelho, se vê refletido no mais profundo do seu ser. Do encontro do homem com o "Objeto material" nasce um momento novo, mágico. O homem se alarga em sua consciência e o objeto se torna um novo objeto ao conter a energia criadora que evidencia o momento de síntese acontecido na dialética "sujeito-objeto". O objeto muda mas não perde sua concretude de objeto, não se mascara, embora mude de forma. Essa constância objetal interfere no que há de material no imaginário do homem e, na dialética, o ser do homem e do objeto segue seu curso criador. O objeto concreto se faz necessário sempre para que o mundo externo não se transforme numa metáfora constante. Ele restaura o momento perdido da consciência e, de certa forma, remonta à região do próprio ser do sujeito, muitas vezes perdida na linguagem "sobre o objeto". O que aparece de impenetrável desse objeto, o que há nele de inviolável, é o que chama o indivíduo à consciência, ao limite. E o limite, que é um "guarda-roupa", se faz nascer na imensidão de arte que veio a ser o imaginário de Clarice Lispector: "..., quero criar um objeto. E esse objeto será um guarda-roupa, pois que há de mais concreto? Tenho que estudar o guarda-roupa antes de pintá-lo. Que vejo? Vejo que o guarda-roupa parece penetrável porque tem uma porta. Mas ao abri-la, vê-se que se adiou o penetrar, como uma porta fechada. Função do guarda-roupa: conservar no escuro os travestis. Natureza: a da inviolabilidade das coisas. Relação com as pessoas: a gente se olha ao espelho da parte de dentro de sua porta, a gente se olha sempre em luz inconveniente porque o guarda-roupa nunca está em lugar adequado: desajeitado, fica de pé onde couber, sempre descomunal, corcunda, tímido e desastrado, sem saber como ser mais discreto, pois tem presença demais. Guarda-roupa é enorme, intruso, triste, bondoso."[27]

A presença inexorável de um objeto, sem qualquer pensamento sobre ele, traz-me a pergunta: seria absurdo querer experimentar a existência de uma outra matéria em sua vida própria ou será o ser humano incapaz de alcançar a outra dimensão, a da coisa mesma, algo diferente que o obrigue a usar um caminho diferente ao da projeção? Pensar "o barro" apenas como objeto de projeção seria anulá-lo em sua energia própria, em sua potência de transformação? A meu ver é preciso que o homem nasça para o existir do objeto, saia de sua concha e perceba-se em relação com algo que o contém mas que não é ele; e restabeleça a dialética. Faz-se necessário olhar o objeto em silêncio: "o ser secreto sente-se guardado nele pela brancura de um leite de cal mais do que por fortes muralhas. A cela do íntimo é branca".[28]

---

27. Lispector, *op. cit.*, p. 83.
28. Bachelard, *op. cit.*, p. 346.

Capítulo II

O USO DE OBJETOS NA DIALÉTICA PSICOTERÁPICA

"La psychanalyse, née en milieu bourgeois, néglige bien souvent l'aspect réaliste, l'aspect matérialiste de la volonté humaine. Le travail sur des objets, contre la matière, est une sorte de psychanalyse naturelle. Il offre des chances de guérison rapide parce que la matière ne nous trompe sur nos propes forces." [29]

"...sous l'image, la psychanalyse cherche la réalité; elle oublie la recherche inverse: sur la réalité chercher la positivité de l'image" [30]

Falar do "Objeto Material" não seria tecer uma argumentação pretendendo revelar algo ainda não revelado sobre a energia própria do objeto em si. Dizer o indizível do "Objeto Material" significaria a possibilidade de esgotar o "ser" do objeto, a essência mesma do objeto. Trata-se de lançar mais pontes a essa margem invisível, a esse eterno desconhecido do homem que são objetos oriundos da natureza e, de certa forma, falar de uma dialética onde o "Objeto Material" seja reconhecido um pouco mais em sua natureza mesma, em sua possibilidade. Na relação dialética com o qual ele se relaciona, ambos, "Objeto Material" e Homem, em meio a uma energia conjunta, fundem-se num processo criativo e gratificante. Algo da natureza do homem, de sua natureza inconsciente, alia-se à "inconsciência" da própria matéria, do Objeto Material, e acultura-se. Quanto mais primitivo for esse encontro, quanto mais primitivo for o Objeto Material usado, ou encontrado pelo homem, mais o movimento

---

29. "A psicanálise, burguesa de nascença, freqüentemente deixa de levar em conta o aspecto realista, materialista da vontade humana. Trabalhar sobre objetos, contra a matéria, constitui uma espécie de psicanálise natural. Oferece oportunidade de cura rápida, porque a matéria não permite que nos enganemos a respeito de nossas próprias forças." Bachelard, G., *La Terre et les Rêveries de la Volonté*. Paris, J. Corti, 1942, p. 30.
30. "... sob a imagem, a psicanálise busca a realidade; esquece a procura inversa: buscar, sobre a realidade, a positividade da imagem." *Op. cit.*, p. 20.

interno se antecipa à consciência. É o desconhecido do Objeto Material que se funde com o desconhecido no homem e traz à tona uma nova vida, uma nova imagem, uma eterna imagem. Esse encontro é arte. É criação.

A imagem como manifestação de uma experiência interna — como veículo da emoção

> "Le psychisme humain se formule primitivement en images." [31]
> "Imagination et excitation sont liées." " — il y a des excitations sans image, mais tout de même — il n'y a pas d'images sans excitation." [32]

A imagem é veículo do Ser. Encontra-se no profundo da pessoa, no mundo de suas intuições, uma vida interna a querer se expressar. De início, uma lenta e penosa gestação onde todo um universo de experiências começa a tomar forma. No momento exato, há a ruptura definitiva e o Ser se manifesta em forma de imagem. Na imagem que há por trás das emoções a "voz do Ser" se faz ouvir. A compreensão do Ser, a clareira do Ser, abrigou-se nessas imagens. Na emoção jaz uma imagem que busca exteriorizar-se e essa imagem assume ao mesmo tempo um caráter de significação e comunicação (voz e Ser). O mundo constitui sempre o horizonte para o qual se estende essa realidade psíquica envolta em emoção e para o qual ela está orientada. A imaginação imagina e se enriquece incessantemente de novas imagens, que, tateando nos labirintos de nossa psique, saem ao encontro de um mundo que bate do outro lado de nossa intimidade. "O homem vive das imagens. Como todos os grandes verbos, *sair de* exigiria numerosas pesquisas nas quais reuniríamos, ao lado das instâncias concretas, os movimentos apenas sensíveis de certas abstrações. Quase não sentimos mais uma ação nas derivações gramaticais, nas deduções, nas induções. Os próprios verbos se cristalizam como se fossem substantivos. Só as imagens podem recolocar os verbos em movimento." [33]

Imagens muito claras acabam por se transformarem em palavras. E a palavra, nessa sua identidade essencial, não exprime só o

---

31. "O psiquismo humano se formula primitivamente em imagens." *Op. cit.*, p. 5.
32. "Imaginação e excitação estão ligados." " — há excitações sem imagens, mas — mesmo assim — não há imagens sem excitação." *Op. cit.*, p. 20.
33. Bachelard, G., *A Filosofia do Não; O Novo Espírito Científico; A Poética do Espaço.* — Col. Os Pensadores, São Paulo, Abril, 1984, p. 269.

conteúdo da percepção como mero símbolo convencional, mas está misturada ao conteúdo em unidade indissolúvel. É ela quem conduz o curso da natureza; seu conhecimento e domínio conferem, ao iniciado, a dominação da totalidade do mundo: "... a partir de quem usa, a palavra desempenha a função de um signo. Quando, porém, o conteúdo é tomado numa dimensão mais ampla de generalização e ao mesmo tempo de especificidade, quando no particular se entende também o universal, quando o conteúdo se desdobra por meio de noções associativas, as palavras funcionam como símbolos. O rapaz, pedindo a *mão* da moça, a pediria em casamento."[34]

Quando o espírito vive na palavra não estamos lidando apenas com uma realidade, mas com *a realidade*. Ela funciona como mediadora entre o nosso mundo a comunicar-se e o mundo que nos cerca. Está sujeita, para que venha efetuar sua concretude, a regras que deverão responder a certas condições gerais e que farão com que ela seja "o meio exteriorizante e articulador de uma vida significante aberta à comunicação".[35] Isso, quando reunidas em uma determinada gramática e já constituindo frases bem formadas, isto é, quando já se tornou linguagem. Os conceitos no interior desse todo que constitui a linguagem, formarão um sistema articulado que deve ser considerado na sua totalidade.

Temos bem claro que a experiência interna projeta-se sobre um campo, uma rede semântica que permitirá ao mundo interno da pessoa tornar-se compreensível. Aqui, a linguagem teria a virtude de substituir a presensa silenciosa e indizível daquilo que se dá no mais íntimo de um sujeito. Através dessa posse articulada ela (a linguagem) procurou restituir a experiência mesma em toda sua unidade e originalidade. Naturalmente, isto levanta pelo menos uma questão fundamental: a linguagem, mesmo a natural, representará *sempre* aquilo que é a experiência interna da pessoa? E sobre a possibilidade de ela não cumprir essa tarefa?

M. Heidegger tinha certo que os gregos não concebiam a linguagem como instrumento do homem, mas era a partir do *logos* da linguagem que chegavam à compreensão do homem. Estava claro, portanto, que a distinção metafísica e reflexa entre "pensar" (significado) e "falar" (expressão) viera depois. Dessa forma, o logos globalizante que desvela o Ser do homem é anterior à diferença moderna sujeito-verbo. O que leva a concluir que a experiência originária do Ser seria, no homem, anterior a qualquer articulação categorial reflexa. O homem experimenta-se como "mensageiro" de uma pa-

---

34. Ostrower, F., *Criatividade e Processos de Criação*. Rio de Janeiro, Imago, 1977, p. 22.
35. Ladriére, J., *A Articulação do Sentido*. São Paulo, EPU, 1977, p. 4.

lavra já dada, e, ao mesmo tempo, a ser recebida de novo e de novas maneiras.

Na verdade, há uma relação "linguagem — sujeito que fala"; no entanto, nem sempre as variedades de "jogos de linguagem"[36] dão conta do homem em toda a sua existência interna. Algo se passa para além da palavra e muitas vezes as imagens muito claras, expressas na linguagem ou em idéias gerais, não realizam todo o conteúdo da emoção. Torna-se necessário, então, encontrar a forma para que essa imagem particular, que dá vida à imagem geral, possa sair da hipertrofia das imagens lingüísticas e retomar o momento inicial e criativo na dinâmica energética da matéria mesma. E, no silêncio, retomar o indizível.

A natureza tem maneiras simples de nos surpreender: é no contato direto com elementos materializados pela natureza que a imagem lendária irá se compor. O simples manejo e conhecimento da linguagem não se constitui em solução quando estamos no próprio domínio do sentido, em regiões da psique ainda inexploradas, para além das camadas superficiais do inconsciente pessoal, no domínio dos arquétipos, do inconsciente coletivo. Se quisermos manter o diálogo, a dialética necessária para que o analisando junto ao analista consiga ser entendido e encontre o que chamamos "o espaço cotidiano", aquilo que o fará sentir na faixa da realidade, faz-se necessário a utilização de um Objeto Material como parte integrante da relação terapêutica. Meu trabalho como analista, tanto em análise individual em consultório particular ou com grupos, em trabalho de corpo, fez-me ver que a chave para o imaginário do paciente se encontra na relação dialética estabelecida entre "analista (——) objeto material (——) analisando". Com isso não quero dizer que a análise seja ineficaz quando é apenas o encontro entre "analista (——) analisando"; contudo, o tratamento se torna extremamente lento e oneroso, além de impregnar a relação terapêutica de uma série de vícios que as teorias psicológicas inevitavelmente depositam na mente do analista e muitas vezes na do próprio analisando. O Objeto Material oferece a neutralidade necessária ao encontro com as imagens carregadas de emoção, de resistências e de entraves psicológicos. Em suas *Memórias* C. G. Jung nos fala: "Na medida em que conseguia *traduzir as emoções em imagens*, isto é, ao encontrar as imagens que

---

36. "... o ponto de vista proposto por Wittgenstein, nas *Investigations Philosophiques*: a linguagem não funciona de maneira unívoca, pode ser utilizada segundo modalidades diversas, existe uma grande variedade de 'jogos de linguagem'. Toda modalidade concreta de execução da linguagem pode ser comparada a um jogo: é possível descrevê-la por meio de regras. Isto não significa, porém, que ela seja arbitrária. Um 'jogo de linguagem' é uma forma de vida" (*op. cit.* p. 4).

se ocultavam nas emoções, eu readquiria a paz interior. Se tivesse permanecido no plano da emoção, possivelmente eu teria sido dilacerado pelos conteúdos do inconsciente. Ou, talvez, se os tivesse reprimido, seria fatalmente vítima de uma neurose e os conteúdos do inconsciente destruir-me-iam do mesmo modo. Minha experiência ensinou-me o quanto é salutar, do ponto de vista terapêutico, tornar conscientes as imagens que residem por detrás das emoções.''[37]

A psicanálise, através de seus seguidores, tem procurado inserir-se no imaginário do paciente e levá-lo a um encontro com suas imagens internas. Porém, todas as nossas experiências nos têm mostrado o quanto é rudimentar e oneroso para economia libidinal (e financeira) um método analítico que insista em tratar o analisando unicamente através da ação lingüística. Talvez seja por isso que hoje vemos falar em "psicanálise do Brasil" e se tenha tornado tão difícil a ortodoxia dentro dos consultórios dos terapeutas freudianos.

O tratamento analítico hoje, qualquer que seja a linha teórica que siga, não poderá prescindir de dois elementos básicos em sua prática terapêutica: o uso do Objeto Material na relação entre o analista e o analisando e que tal relação (analista-objeto material-analisando) se efetue de maneira dialogal, que seja uma relação dialética. Enquanto a dialética estabelecida na relação orienta as imagens em um sentido adequado ao da individuação, ao *self* (Si-mesmo)[38]; na utilização do Objeto Material os estados afetivos de onde nascem as imagens se impregnam na matéria usada pelo analista, levando a uma concretização da imagem em nível real como queria Bachelard. A concretização da imagem se dá, então, a olho nu e não unicamente no simbolismo puramente lingüístico. É o encontro com o fenômeno e não mais com um discurso infindável sobre o fenômeno. A imagem de um sonho, quando objetivada e transformada em objeto mesmo, deixa de se referir apenas ao sujeito e o contato com a forma encontrada libera a imaginação do imaginário da imensidão. Dá-se o encontro com o real possível. Essa experiência dialética entre "analista-objeto material-analisando" nos remete à dialética profunda da energia libidinal. E o sonho se torna uma realidade palpável quando esculpido numa pedra; um nome se agrega à consciência quando reen-

---

37 Jung, C. G., *Memórias, Sonhos, Reflexões*. Rio de Janeiro, Nova Fronteira, 1975, p. 158.
38. Aqui, diferentemente de Freud que conceitua o inconsciente como "um caos ou uma caldeira cheia de pulsões em ebulição", Jung observa que no âmago do que ele chamou "inconsciente coletivo" há um centro ordenador — o *self* (Si-mesmo). Desse centro emana inesgotável fonte de energia, que por ser o centro da totalidade do indivíduo (abrange a psique consciente e inconsciente) leva o analisando a integrar-se, a encontrar o caminho de cura e a indicá-lo ao analista para que possa ajudá-lo a curar-se de seus males psíquicos e corporais.

contrado na criação de uma pintura. É como Fayga nos diz: "Se a fala representa um modo de ordenar, o comportamento também é ordenação. A pintura é ordenação, a arquitetura, a música, a dança, ou qualquer outra prática significante. São ordenações, linguagens, formas; apenas não são formas verbais, nem suas ordens poderiam ser verbalizadas, ainda que se verbalize a respeito delas. Pode-se falar, por exemplo, sobre uma pintura, sobre os vários tons de azul que nela entraram; mas a própria ordenação da pintura, isto é, sua forma, só poderá ser feita com os vários tons de azul, e não com palavras."

O aspecto relevante a ser considerado aqui é que, por meio de ordenações, se objetiva um conteúdo expressivo. A forma converte a expressão subjetiva em comunicação objetivada. Por isso, o formar, o criar é ordenar e comunicar. Não fosse assim, não haveria diálogo. Na medida em que entendemos o sentido de ordenações, respondemos com outras ordenações que são entendidas, por sua vez, justamente no sentido de sua ordem. Se a forma fosse apenas manifestação expressiva, como se pensa equivocadamente da arte, se apenas tivesse características subjetivas, todos nós estaríamos na posição de psicanalistas ouvindo intermináveis confissões pessoais. Seria bem cansativo. E seria inexplicável por que na arte ganhamos forças em vez de nos exaurir. Por ser ordenação, a forma é, principalmente, objetivação. Assim ela pode ser comunicação.

Em sua estrutura a forma encerra sempre um conteúdo significativo. Quando na estrutura se articulam aspectos de espaço e tempo, a forma adquire a qualidade de *forma simbólica*.[39] A mensagem se aprofunda, pois além do assunto ela expõe, através da estrutura, modos de ser essenciais que são entendidos por nós como qualificações de vida. Mobilizando-nos, a forma simbólica rebate em áreas fundas do nosso ser que também correspondem a ordenações. Tra-

---

39. "Formas Simbólicas", para Fayga Ostrower, têm um sentido bem exato para o que pretendo fazer entender nesse trabalho: "... são configurações de uma matéria (pintura, escultura, música, poesia, teatro, etc.) em que se encontram articulados aspectos espaciais e temporais.

As figuras do espaço/tempo são percebidas com um *desenvolvimento* contendo seqüências rítmicas, proporções, tensões. Elas traduzem certos momentos dinâmicos do nosso ser, ritmos internos de vitalidade, de acréscimo ou declínio de forças, correspondendo a certos estados de ânimo, alegria, melancolia, tristeza, apatia, hostilidade, etc. Transpostos para a forma da matéria em questão, nela são exteriorizados.

Na maneira de se corresponder o desenvolvimento formal e qualidades vivenciais, concretiza-se o conteúdo simbólico da expressão.

Por sempre se avaliar a experiência vivencial, ainda que inconscientemente, em termos de movimento interior e por se traduzi-la nesses termos, as categorias de espaço e tempo são indispensáveis para a simbolização." (*In* Ostrower, *op. cit.*, p. 25.)

ta-se, nessas ordenações interiores, de processos afetivos, ou seja, de formas do íntimo sentimento de vida. São as 'nossas formas' psíquicas."[40]

Quando analisando e analista perdem-se no mundo da linguagem, de seus signos, do cenário imaginário criado no próprio mundo do consultório, em vez de o analista intervir através de novas sugestões metafóricas na esperança de promover transformações nas imagens, basta que tal relação dialogal esteja sendo levada também pelo terapeuta através de um Objeto Material, que imediatamente tal Objeto Material entre em cena promovendo um corte na horizontalidade do discurso, forçando não mais novas cadeias de significantes e sim a criação de um objeto concreto, autônomo e ao mesmo tempo prenhe da energia, que flua em tal situação terapêutica. O efeito é inesperado, é a hora e a vez da criação.[41]

Todo terapeuta que desejar entrar em contato, compreender seu analisando, terá de partir de uma ação conjunta com o terceiro da relação: o Objeto Material. Não basta a intervenção verbal somente; por mais eloqüente e transformadora que seja ela sempre estará refereciada ao sujeito que fala. Numa relação terapêutica, na maioria das vezes o Ego do analisando está atingido, o campo do consciente invadido por fatores impessoais carregados de dinamismos fortes, a concretização em imagens desses conteúdo será imprescindível. Junto à energia objetal e resguardado pela "aliança terapêutica", os conteúdos emergentes da estrutura básica da psique (inconsciente coletivo), conteúdos que segundo C. G. Jung são sadios, interferem no caráter patológico do indivíduo injetando em sua personalidade total a energia necessária à retomada da construção da personalidade sadia.

Na medida em que se trabalha como analista, em que se está sempre em contato constante com essa massa de conteúdos, muitas vezes confusa, a criatividade e a inovação devem ser tarefas primordiais. O processo de criação em que estamos inseridos sempre nos leva a novas formas de significação. O meu primeiro contato com o que denominei "Objeto Material", que pode ser tintas coloridas,

---

40. *Op. cit.*, p. 25 e 26.
41. Os trabalhos oriundos de uma experiência de consultório estão sempre referenciados ao processo analítico, diferentemente daquele que o artista faz noutro momento qualquer. Os trabalhos elaborados fora do *setting* terapêutico também têm seu valor psicológico e são extremamente importantes para a análise do paciente, mas é bom ter claro que quando se pinta, se esculpe, se dá forma no barro, se faz uma poesia, tudo isso acontecendo na relação estabelecida no consultório, o significado se torna mais prenhe do desejo de cura e de conhecimento interior por parte do analisando. O que também não invalida a possibilidade de que no consultório possam surgir grandes obras de arte. Mas a arte primeira do processo analítico é a construção interna do indivíduo como pessoa.

papéis, máscaras, barro, etc., se deu na Casa das Palmeiras, sob a orientação da Dra. Nise da Silveira, de formação junguiana. Lá acompanhei o caso de um rapaz de 25 anos, egresso do Hospital Psiquiátrico Pedro II. Trabalhava no setor de pinturas e convivia com esse rapaz, impressionando-me com sua inteligência. Falava fluentemente francês e inglês, além de ser um artista nato. Todavia, sua mente estava seriamente comprometida. Não conseguia ligar seu nome à sua mesmidade, vivia perdido no labirinto de mil nomes que lhe surgiam aos borbotões em sua mente. Depois de alguns meses em que sempre nos encontrávamos no ateliê de pintura, algo de profundamente significativo aconteceu. Esse rapaz, que sempre recusara assinar seus trabalhos, levanta-se com um deles na mão e dirigindo-se a mim comenta que havia pintado um rosto no papel e que aquele rosto por ele pintado era o resultado de outras formas que havia feito anteriormente (eram quatro folhas pintadas: as três primeiras eram esboços de partes de um rosto humano e a última o perfil desse rosto em azul). Mas o que realmente o estava mobilizando era que o tal rosto em azul fazia-o relembrar o que considerava uma de suas perfeitas experiências sexuais. E, segundo ele, isso lhe dava um desejo enorme de assiná-lo: "Esse rosto merece um nome!" No momento em que se punha a assiná-lo perto de mim, ele parou meio perplexo e disse: "São tantos os nomes" e perguntou-me: "Qual representa melhor essa figura?" A seguir apanhou um lápis cera e rubricou um sinal. Olhava para o rosto pintado e exclamava: "É perfeito! aqui há uma experiência sexual perfeita!" Ao sairmos da clínica percebia-se que algo se juntara em sua psique levando-o a uma consciência maior de si mesmo e do que o cercava.

Nesse fato acontecido com esse rapaz poderíamos nos perder nos labirintos das interpretações psicológicas. Entretanto, entre tantas interpretações possíveis de se fazer ao se analisar o rosto em azul e confrontá-lo com outros materiais por ele produzidos, o que mais ressalta aos olhos é a constatação de dois momentos terapêuticos: o primeiro foi o fato de ele ter encontrado uma imagem que representava, a seus olhos, uma de suas grandes emoções. O segundo foi aquela imagem ter servido de ponte e contato com sua identidade, com sua individualidade que tão fragmentada se encontrava. Quando ele propôs assinar sua experiência refletida no rosto de sua pintura, e o fato de mesmo diante de tantos nomes ter ele escolhido um e assinado, nesse momento, o nome se juntava a um sentido. Assim, na medida em que conversávamos sobre o fato de ter ele encontrado e sugerido um nome para aquela sua experiência refletida na pintura, aqui ele pôde encontrar e perceber que em meio a tantos nomes havia um cujo sentido se assemelhava mais à sua experiência. E que, na medida que era pronunciado, ele tornava presente a figura e a experiência. Dessa forma, podemos observar que através dessa forma simbólica de linguagem que é a pintura foi possível atingir, transportar-se à linguagem lógica das palavras, das frases, do discurso, estabelecendo um contato maior nosso com a problemática interna do rapaz, e, desse, com as exigências do mundo externo. Eis o que Nise da Silveira nos fala na introdução de um trabalho editado por ocasião da comemoração de seus trinta anos de serviço prestado em Engenho de Dentro: "Jung não deposita muita confiança nas possibilidades de sublimação de impulsos do inconsciente. Prefere dar-lhes expressão, confrontá-los, para depois tentar integrá-los. Dar forma objetiva às imagens subjetivas, às experiências internas, é estar a caminho da individuação. A apreensão de imagens, sua retirada da torrente avassaladora de conteúdos do inconsciente, permitirá que elas sejam despotencializadas de sua força desintegradora e que sejam confrontadas. Traduzir as emoções em imagens, encontrar as imagens que estão ocultas nas emoções é tarefa fundamental do analista."[42]

Átomo, energia, energia físico-química, energia psíquica, libido, formas e ordenações da psique

O homem pensa, segundo esse mesmo homem. Isso o remete a inúmeras cosmovisões e a querer fixar seu olhar sobre o fenômeno que é "ser humano". E no desenrolar de seu pensamento ele acaba por ser o Centro, o Eixo, a flecha da evolução. Impossível tentar uma interpretação científica geral do Universo sem se esbarrar em si mesmo. É na ciência que o homem desapega-se um pouco mais do seu "eu" e se encontra com o mundo que o cerca. Por maior que seja o poder dialético do homem, ele está condenado a ser ele mesmo, a ocupar a posição que lhe é devida no universo e prosseguir sempre as suas investigações no sentido de vir a obter a síntese possível nessa multiplicidade de aquisições das ciências e filosofias.

Em meu trabalho venho tentando sempre pensar dialeticamente os conceitos e a prática de consultório. São muitas as informações que recebemos acerca da energia e da maneira como ela é pensada na psicologia. Tornou-se imprescindível encontrar uma síntese entre tais conhecimentos e minha vivência no trabalho com o barro como "Objeto Material", como parte integrante do *setting* terapêutico.

---

42. Silveira, N., *Terapêutica Ocupacional — Teoria e Prática*. Rio de Janeiro, PUC, 1979, p. 16.

O termo "energia psíquica" é uma expressão que vem sendo usada por vários pensadores há muito tempo. Schiller fala de "transferência de intensidade". Th. Lipps procura distinguir a energia física e a psíquica. Segundo Lipps há na alma possibilidade de surgimento de processos que alcançam um determinado grau de eficácia. A esses processos Lipps denomina "força psíquica" e considera como "energia psíquica" aquilo que está incluso nos próprios processos e que os capacita à atuação. Porém, sabemos que conceituar energia e fundamentalmente "energia psíquica" é tarefa árdua uma vez que tal conceito não existe objetivamente no fenômeno como tal. Percebemos experimentalmente a energia quando essa se desdobra em movimento e força. E a energia se manifestaria em ato na pessoa quando fenômenos dinâmicos da alma impulsionassem o sujeito a querer algo, a ter determinados afetos, a atuar de alguma forma, a produzir trabalho ou a ficar inerte ou retroceder sobre sua própria dinâmica psíquica levando-a ao caos. Mas a fala da psicologia no que diz respeito à "energia psíquica" não equivale a uma prova científica de sua existência. Não há como provar a existência de uma relação entre a "energia física" e a "energia psíquica". O ponto de vista energético, o postulado de uma energia psíquica foi adotado por conveniência e, como diz Wundt, é um conceito genérico e vago, inclusive na psicologia. Mas, se nos aprofundarmos nas questões referentes a provas da energia física, é com nossa energia psíquica que o fazemos. Se remontarmos à construção do Universo e fixássemos nosso olhar no sentido de ver o objeto humano, verificaríamos uma unidade profunda entre o homem e a terra. O homem "ser fenômeno" é humanidade na matéria e eles evitam de se perderem numa "simbiose universal", na medida em que redescobrem o lugar exato de cada um no universo. É a busca do espaço exato, o resgate do objeto perdido. Aqui "energia física" e "energia psíquica" exprimem tentativas do homem em reconhecer fenômenos que se lhes apresentam no desenrolar da vida.

Quando Teilhard de Chardin nos fala do "estofo do universo" ele nos descreve o que considera as três faces da matéria elementar: Pluralidade, Unidade e Energia. A Pluralidade vem em primeiro lugar: "A atomicidade profunda do Universo aflora sob uma forma visível no terreno da experiência vulgar. Exprime-se nas gotas de chuva e na areia das praias. Prolonga-se na multidão dos seres vivos e dos astros. E até se decifra nas cinzas dos mortos". "... cada unidade mais pequena de matéria tende a reduzir-se, pela análise dos físicos, a algo de mais finamente granulado que ela própria. E a cada novo degrau assim descido para a minoração do maior número, renova-se e esfuma-se a figuração total do Mundo". "Vertiginoso em número e em pequenez, o substrato do Universo tangível vai-se desagregando sem limites para baixo."[43] A unidade aparece, segundo Teilhard, quando mais clivamos e pulverizamos artificialmente a Matéria. Tal unidade na sua forma mais imperfeita exprime-se na semelhança existente de maneira contundente entre os elementos encontrados. "Moléculas, átomos, eletrões, estas minúsculas entidades, qualquer que seja a sua ordem de grandeza e o seu nome, manifestam (pelo menos à distância a que as observamos) uma perfeita identidade de massa e de comportamento. Nas suas dimensões e operações, parecem espantosamente calibradas — e monótonas". "Unidade e homogeneidade: qualquer que seja o espaço no qual o (os corpúsculos cósmicos) suponhamos colocado, cada elemento cósmico preenche inteiramente este mesmo volume com sua irradiação. Por mais estreitamente circunscrito, pois, que seja o 'âmago' de um átomo, o seu domínio é coextensivo, pelo menos virtualmente, ao de qualquer outro átomo. Estranha propriedade que voltaremos a encontrar mais adiante até na molécula humana." "Unidade coletiva: os inumeráveis focos que partilham entre si um dado volume de Matéria nem por isso são independentes uns dos outros. Algo os liga mutuamente e os torna solidários. Longe de se comportar como um receptáculo inerte, o espaço preenchido pela sua multidão age sobre ela à maneira de um meio ativo de direção e de transmissão, no seio do qual a sua pluralidade se organiza. Simplesmente adicionados ou justapostos, os átomos não constituem ainda a Matéria. Engloba-os e cimenta-os uma misteriosa identidade contra a qual o nosso espírito embate e é finalmente forçado a ceder." "...encontrar-nos-emos perante a inimaginável realidade das ligações coletivas, e com elas teremos de lidar incessantemente, até chegarmos a reconhecer e a definir a sua verdadeira natureza." Segundo Chardin, quem compõe a terceira face da Matéria é a Energia. "Com esta palavra, que traduz o sentido psicológico do esforço, a Física introduziu a expressão precisa de uma capacidade de ação, ou, mais exatamente, de interação. A energia é a medida do que passa de um átomo a outro no decurso das suas transformações. Poder de ligação, pois; mas também, porque o átomo parece enriquecer-se ou esgotar-se durante o intercâmbio, valor de constituição." "Do ponto de vista energético, renovado pelos fenômenos de radioatividade, os corpúsculos materiais podem agora ser tratados como reservatórios provisórios de uma potência concentrada. Jamais apreendida, de fato, no seu estado puro, mas sempre mais ou menos granulada (até na luz), a Energia representa atualmente para a ciência a forma mais primitiva do Esforço

---

43. Chardin, P.T., *O Fenômeno Humano*. Porto, Tavares Martins, 1970, p. 16 e 17.

universal. Donde uma tendência instintiva das nossas imaginações a considerá-la como uma espécie de fluxo homogêneo, primordial, do qual tudo o que existe de figurado no mundo não seria mais do que fugitivos 'turbilhões'."[44]

Com o surgimento de um nome que pudesse de alguma forma explicar o princípio comum inicial, a matéria elementar, de certa forma, as ciências físicas, tinham encontrado no termo Energia, não só uma explicação para a criação do mundo externo, o mundo material, o de fora. Na verdade, o caminho que fizera o homem no decurso do entendimento das transformações de natureza físico-química era o mesmo que o fizera procurar as bases em que se assentariam os conceitos de "energia psíquica". Entretanto, como são muitas as nuances que o trato com a energia existente oferece ao entendimento humano, acredito ser esta uma das causas de pensadores como Freud e Jung e tantos outros não terem chegado a um consenso na questão energética. Ambos procuraram se aproximar dos fenômenos em que se buscava compreender a forma como o ser humano atua e daí confirmar, ou não, suas teorias.

O termo *libido* (do latim: vontade, desejo), Freud fora buscá-lo em A. Moll (*Untersuchungen über die Libido sexualis*, vol. 1, 1898). Basicamente Freud lhe dera uma conotação sexual (como substrato das transformações da pulsão sexual quanto ao objeto — deslocação dos investimentos; quanto ao alvo — sublimação, por exemplo — e quanto à fonte da excitação sexual — diversidade das zonas erógenas).[45] Jung e Freud em suas divergências teóricas acabaram por distinguir a forma como a economia libidinal acontece na psique. Ambos são unânimes quanto à existência de uma energia que é a responsável pela realização do homem como "ser humano". Freud, envolto pelos fortes preconceitos sexuais da época em que vivia (época vitoriana), enfatiza em sua teoria o aspecto sexual e cabe a Jung retomar a noção de libido em toda sua dimensão, que é a "tendência para", "appetitus": "Propus que o conceito de energia por nós utilizado em Psicologia Analítica fosse designado pelo termo 'libido'. A escolha pode não ser ideal, sob certos aspectos, mas me parece que este conceito merece a designação de 'libido', por razões de justiça histórica. Na realidade, Freud foi quem primeiro observou e expôs, de maneira coerente, determinadas relações psicológicas; servindo-se então do termo conveniente de 'libido', embora acompanhado de uma definição, em correspondência com seu ponto de

---

44. *Op. cit.*, p. 17, 18 e 19.
45. Laplanche, J. e Pontalis, B. J., *Vocabulário da Psicanálise*. São Paulo, Martins Fontes, 1970, p. 343.

partida que era o da sexualidade. Além de 'libido', Freud emprega também as expressões 'instinto' (instinto do eu) e 'energia psíquica' (como, por exemplo, na *Interpretação dos Sonhos*). Como Freud se limita exclusivamente, por assim dizer à sexualidade, para o fim a que ele se propunha era suficiente a definição sexual da energia como uma força instintiva específica. Quanto a uma teoria psicológica em geral, pelo contrário, é impossível recorrer a apenas uma energia sexual, isto é, a um instinto específico como conceito explicativo, porque a transformação da energia psíquica não é uma dinâmica meramente sexual. A dinâmica sexual é apenas um caso particular da totalidade da psique. Com isto não se lhe nega a existência, mas se lhe atribui o justo lugar."[46] Observamos um Freud pansexualista em sua forma de teorizar a libido e Jung, impregnado, muitas das vezes, por um pensamento monista e acusado de ver a psique e seu fluxo energético como se fora uma mônada. Ambos, Jung e Freud, no entanto, apesar de suas falhas na maneira de conceituar a libido, são quem nos oferece as bases para nossos estudos. É importante frisar que a conceituação que dão à energia psíquica está muito ligada à forma como vêem a dinâmica da psique, do universo; às suas *Weltanschauung*.

Consciente — inconsciente — a estrutura e dinâmica da personalidade

A noção de Inconsciente vem revelando a alma humana em sua trajetória pela vida. É na medida em que o homem fala do que seria o Inconsciente que aos poucos vem-se aproximando do desconhecido em si mesmo. Evolui o Ser do homem, evolui o conhecimento e novos horizontes surgem. É movido por perplexidades constantes que desperta o ser humano do sono que paradoxalmente continua a viver. Desse despertar do inconsciente no Inconsciente, temos, em particular, as grandes metafísicas alemãs pós-kantianas de Schelling, Hegel e Schopenhauer. O ponto em comum entre tais pensadores é a idéia da existência de um princípio ordenador, um ponto de referência para se criar uma concepção do mundo, da natureza: o absoluto de Schelling, a idéia de Hegel e a vontade de Schopenhauer. Contudo, é Carl-Gustav Carus e Von Hartmann que vão sistematizar pela primeira vez uma "filosofia do Inconsciente". Para Carus o Inconsciente "é a expressão subjetiva designando o que objetivamente conhecemos pelo nome de Natureza" (*Vorlesungen über Psychologie*,

---

46. Jung, C. G., *A Energia Psíquica*. Petrópolis, Vozes, 1983, p.28.

1831, *Psyché,* 1846 — citado por Filloux.[47] Carus, ao falar do profundo do nosso Ser, da existência mesma do Inconsciente, apontava o homem para o cerne da vida. Segundo esse pensador, o organismo do indivíduo foi o primeiro a ser criado, seguindo-se a consciência do mundo exterior, associada pelo instinto à vida orgânica. A última fase seria a da consciência de si mesmo que uma vez atingida seguirá em diálogo contínuo, movido "consciente-inconsciente" por uma energia fecunda em ação incessante.

No pensamento de Carus o inconsciente se distinguiria em duas espécies : uma primeira em que os conteúdos são inacessíveis à luz da consciência, a que ele chamou de Inconsciente Absoluto e, paralelamente, o Inconsciente Relativo que corresponde aos fatos que atingem a consciência mas que temporariamente tornaram-se inconscientes. Para Carus, o sonho é a irrupção do inconsciente no consciente e teria a duplicidade "Consciente-Inconsciente". As emoções, os sentimentos, para esse pensador, seriam as confidências do Inconsciente ao Consciente e conteriam em si mesmas toda a vida interna do indivíduo. Segundo ele, a própria alma escolheria as imagens que correspondessem melhor aos sentimentos internos inconscientes e dessa forma procuraria revelá-los, torná-los conscientes. Assim, a chave do conhecimento da vida psíquica consciente dos indivíduos, estaria na região do inconsciente. Para Von Hartmann (*Filosofia do Inconsciente,* 1869) a vida inconsciente da psique é que determina a consciência inteira do indivíduo. O instinto obedecendo a um objetivo inconsciente cumpriria sua tarefa e o prazer seria o eco das satisfações ou das contrariedades ignoradas de uma vontade inconsciente.[48]

A compreensão da estrutura e dinâmica da psique vem sendo aprofundada no próprio impulso da vida. É por isso que entrar nos domínios do Inconsciente tem sido para o homem um encontro constante consigo mesmo. Freud, Jung e tantos outros delegaram um instrumental capaz de levar o homem a perscrutar os caminhos do Inconsciente, iniciando-o de maneira objetiva e científica nesse grande

---

47. Filloux, J. C., *O Inconsciente.* São Paulo, Dif. Européia do Livro, 1966, p. 13.
48. Tanto Carus como Hartmann vieram mais tarde a ser considerados como sistemas panpsiquistas, seguindo uma espécie de panteísmo hegeliano, no qual o Inconsciente se fez representar como o Uno Todo, a alma Universal que traz uma lógica imanente ao seio da natureza. Isso fez ver aos psicólogos que só se deveria falar a respeito de estados ou atos que poderiam ser conscientes ou não. Apesar das críticas não se pode negar a grande contribuição que esses metafísicos trouxeram para o campo da ciência psicológica. Percebemos claramente que Freud e Jung têm a raiz de suas idéias sobre a formação e desenvolvimento da psique nos metafísicos ou filósofos que os antecederam, principalmente no que diz respeito à distinção entre consciente e inconsciente de Freud e muito da visão de Jung sobre Inconsciente Coletivo e pessoal.

enigma que é a vida humana, a psique e a possibilidade de loucura. Entretanto, imaginar que Freud ou Jung tenham pensado todas as situações possíveis a respeito do funcionamento e da dinâmica da psique, é loucura. Sabemos que as novas experiências e mesmo a prática dos métodos psicológicos propostos por eles e outros não foram suficientes para banir a doença mental da mente humana. A psicose continua ainda hoje a desafiar os meios científicos; é o câncer da psique humana.

Toda essa situação de complexidade em que se encontra a estrutura da psique não nos impede de procurarmos compreendê-la em sua mutação constante. E, compreendê-la é compreender a energia que dinamiza o seu funcionamento. É preciso perguntar-se sobre a natureza dessa energia e como utilizá-la. Deve-se tornar tal pergunta uma tarefa constante e obrigatória para todo aquele que tem na psique seu objeto de estudo, de trabalho ou de tratamento pessoal.

A questão, portanto, é saber sobre a energia que flui nas relações possíveis entre os homens, a natureza e o todo cósmico. É pensando nisso que procuro distinguir três considerações energéticas.

A primeira diz respeito ao que chamaria de "energia cósmica". Essa consideração energética emana da "função transcendente" do indivíduo e abre espaço à possibilidade do "incondicionado do sentido", ao "supra-sensível" ou "metafísico", tão temido pelos cientistas empiristas. A nível psicológico do indivíduo, tal função "transcendente" resulta da união de conteúdos conscientes e inconscientes. A Psicologia Analítica tem mostrado em sua prática que há uma falta de paralelismo entre Consciente e Inconsciente no que diz respeito a seus conteúdos e tendências. O indivíduo tem no Inconsciente não só todo o material esquecido do passado individual, como também todos os traços funcionais herdados que irão constituir sua alma, o "espírito humano", enquanto a consciência se lhe apresenta como o processo momentâneo de adaptação. Assim os conteúdos da consciência nascem do embate em que a massa Inconsciente do ser humano em sua energia toda se depara com a realidade externa, o "de fora" do indivíduo. Desse encontro emerge uma parede divisória cuja permeabilidade anunciará a situação psíquica em que se encontra o sujeito. No caso do psicótico que vive sob o influxo direto do inconsciente, tal parede situada entre Consciente e Inconsciente seria muito mais permeável. Pois bem, no que diz respeito à energia que flui dialeticamente pela vida do indivíduo no sentido de vir estabelecer a normalidade possível, a função transcendente é um espaço na psique para onde caminha todo excesso de energia que virá a ser transformado em atitudes expressas em conceitos. Tais conceitos abrangem todas as espécies de atos e modos de como se concebe o mundo, incluindo atitudes filosóficas, estéticas, religiosas, idealistas, realistas, românticas, etc.

A segunda consideração energética engloba os três níveis de relações entre os indivíduos: o processo de relação entre a pessoa com ela mesma (*Eu-Eu*), com o outro (*Eu-Tu*) e com o social (*Eu-Nós*). Além de relacionar-se com a consideração energética anterior, possui uma dinâmica que procura dar conta do "aqui e agora" do indivíduo. Enquanto a energia cósmica presente na função transcendente do indivíduo responde pelo "todo" da pessoa, coloca o sujeito numa dimensão para além do cotidiano, fazendo-o de certa forma observar-se topograficamente. Ao retomar o nível da energia que flui na relação que o indivíduo trava consigo mesmo na busca do espaço cotidiano, a energia que o indivíduo utiliza na relação com o outro, nas relações interpessoais, personalizantes, insinua uma diferença no trato com a economia libidinal, embora sabendo que sempre se tratará de uma mesma energia que está presente no organismo humano, na psique do homem. É um dado complexo formado primeiramente por uma percepção geral de nossa existência e a seguir pelos registros de nossa memória e de uma série de acontecimentos psíquicos acumulados por uma força de atração. Somos atraídos, então, para a nossa humanidade, nossa vivência como grupo social, como indivíduo, pessoa. Em segundos somos arrebatados de nossa mesmidade para encontrá-la em sua dimensão maior no "incondicionado do sentido" e paradoxalmente retomarmos a consciência a que somos chamados a viver em nossa individuação. Para Freud o Inconsciente é um derivado do Consciente e para Jung, o Inconsciente é um elemento inicial, do qual brotaria a condição consciente. Mas considera Jung que tudo que já se falou sobre o que seria o Inconsciente, é Consciência.

A meu ver essas duas maneiras de perguntar sobre a origem do mundo interno só encontram uma adequação se introduzirmos em nossas concepções teóricas e cosmovisões o modo dialético de pensar a totalidade psíquica, ao mesmo tempo em que tomamos consciência da influência energética que os objetos oriundos da natureza (Objeto Material) que nos cerca exercem sobre a nossa vida psíquica.

A aprendizagem do que vem a ser o mundo dos Objetos Materiais diz respeito à entrada do homem no mundo dos prazeres, no paraíso perdido em que se tornou a consciência mesma. A fluidez da energia que movimenta as relações do homem com ele próprio, com o outro, está intimamente ligada à energia cósmica, à energia do Sol, à energia que há em toda matéria do Universo. No conceito primitivo de libido está inserido o início das formações de símbolos cuja potência mágica nada mais é que a energia que envolve a todos em função de uma mudança ou atuação qualquer.

A consciência humana em uma busca incessante de concretizar o que acontece de ação energética no mundo e na psique do homem procura, mesmo ainda em estágios primitivos, dar nomes a acontecimentos psíquicos carregados de energia. Segundo o estudo clássico feito sobre o mana por Lehmann, C. G. Jung reafirma ser impossível deixar de constatar que provavelmente o conceito de energia psíquica como também o de energia geral, tenha suas origens no termo mana. Codrington nos diz em seu livro *The Melanesians*: "A mente melanésia é totalmente possuída pela crença em uma força ou influência sobrenatural, quase universalmente chamada mana. É esta força que produz tudo o que supera as forças comuns do homem, tudo o que não entra nos processos comuns da natureza; liga-se às pessoas e coisas, e se manifesta através de efeitos que só podem ser atribuídos à sua ação. É uma força ou uma influência não física, por assim dizer sobrenatural, mas se revela na força física em algum poder e qualidade qualquer que uma pessoa possui. O mana não se acha fixado em algum lugar, e pode ser conduzido para qualquer parte. Só os espíritos, sejam almas desencarnadas ou seres sobrenaturais, é que o possuem e podem comunicá-los. É propriamente produzido por seres pessoais, *embora possa agir por meio da água ou de uma pedra ou de um osso*" (citado por Jung).[49]

Na linguagem do homem que vive próximo da natureza mesma, a energia psíquica ou libido está tão ligada à energia do objeto que fica difícil distinguir quando é o homem e sua energia psíquica que atua ou quando é a energia do "Objeto Material". Os chamados povos primitivos foram mais fiéis ao objeto mesmo, ao *quantum* de energia que o Objeto Material passava quando era estabelecida uma relação. A propriedade mística com que ornavam o objeto resguardava-o da mente científica que mais tarde, a partir do conceito de "Projeção", tentaria transferir toda e qualquer propriedade de ação energética que pudesse possuir um Objeto Material para a mente do homem. Os Objetos Materiais foram em suas potencialidades energéticas os neutralizadores de muitas ações impulsivas do homem e de certa forma vêm resguardando a mente humana de perder-se nela mesma. A força real e concreta de determinados Objetos Materiais é imprescindível para o equilíbrio energético entre o homem e a natureza que o cerca. Jung nos fala sobre o que "Spencer an Gillen" escrevera sobre o uso do *churinga* como objeto ritual: "O nativo tem uma idéia vaga e indefinida, embora bastante firme, de que um objeto como o churinga, herdado de geração em geração, é dotado não somente de um poder mágico depositado nele ao ser

---

49. Jung, *op. cit.*, p. 62.

feito, mas recebeu uma espécie de força de cada um dos indivíduos aos quais pertenceu. Uma pessoa que possui o churinga esfrega-o constantemente com a mão, cantando enquanto pratica este gesto... e pouco a pouco vai adquirindo o sentimento de que há uma relação especial entre ele e o objeto sagrado, *e também que uma espécie de força passa do objeto para ele e dele para objeto"* (citado por Jung).[50] Aqui se encontra a terceira consideração energética a que me refiro, ou seja, a energia que flui do "Objeto Material" em direção à pessoa que com ele estabelece uma relação dialética. Além da abertura para a energia cósmica, que transfere o indivíduo para o espaço transcendente, ou melhor, a função transcendente que há na psique, além da abertura para a energia que flui dos três níveis de relação, o homem deve abrir-se para o "Objeto Material", para todo e qualquer objeto da natureza, mineral ou vegetal.

Nascer para a consciência constantemente, querer nascer, alimentar-se do Todo Universal é, antes de tudo, compreender o instante presente, é viver a cada instante ligado à oferenda energética que o espaço cotidiano nos oferece: o amor ao dia-a-dia do trabalho, um copo que se lava em casa, o acordar cedo para regar o jardim, observar as montanhas em sua inércia transformadora, constatar na dureza e impermeabilidade das rochas a mudança que não vemos a olho nu, movimentarmo-nos na energia mutante do universo em meio ao sofrimento do cotidiano do homem e perceber que somos chamados pelos objetos materiais que compõem nosso *setting* universal a um conhecimento maior de nós mesmos e do que nos rodeia.

O que representa a consciência para o indivíduo nunca se apresenta da mesma forma e intensidade. A realidade psíquica de cada um, o envolvimento na energia pura de um movimento estritamente a níveis relacionais (*eu-eu, eu-tu*) e mesmo ao nível do social, não basta para que o fluxo de energia psíquica seja eficaz. A tarefa básica do analista, então, será alimentar no analisando o prazer pela descoberta do cotidiano. Abrir-se ao cotidiano é abrir-se à fonte energética da natureza, tão necessária ao equilíbrio do indivíduo. A individuação não se dá apenas a nível do sujeito, ela está intimamente ligada no desenrolar da história universal, ligada à história do cotidiano, dos pequenos e grandes momentos, da minha história, da história da minha rua, dos vizinhos, do ônibus que apanho para o trabalho, do meu lazer. O prazer pelos fatos comuns das semanas de minha vida é o verdadeiro significado de uma vida que flui. A libido envolve toda realidade humana e no momento que sintonizarmos com

---

50. *Op. cit.*, p. 61.

a energia da matéria mesma, então, a decepção humana encontrará sentido e uma nova conduta, uma ação real se dará. A análise individual ou de grupo deve se empenhar em resgatar para o indivíduo o convívio sadio com o mundo que o cerca. Daí o analista estar aberto em sua atuação, pronto a perceber quando o analisando está em grande tensão energética que possa significar uma possível explosão ou implosão no seu psiquismo. No que diz respeito à escolha do Objeto Material, cabe ao analista sintonizar-se com aquele que em sua constituição natural ofereça-se a ambos (analista e analisando) e, que no encontro que vier a se estabelecer entre os três o prenúncio de algo novo, salutar e criativo se faça sentir.

Capítulo III

DA INTRODUÇÃO E DO USO DO OBJETO MATERIAL

A primeira entrevista

A primeira entrevista é um encontro dinâmico, dialético. O analisando encontra-se com o analista, que de certa forma já estaria à sua espera. Da *Weltanschauung* ou da alma do analista, emanaria um ponto de vista inconsciente que, em sincronia com o desejo do analisando, faria do encontro inicial o padrão do futuro trabalho e relação analítica. O encontro por si definiria os rumos dos possíveis encontros futuros. Dessa forma, uma entrevista, bem-sucedida levaria o analisando a vivenciar os quatro estágios da análise em função de sua queixa inicial. Num primeiro momento, o analisando vivenciaria a catarse da "confissão"; no segundo, o material apreendido seria elucidado e interpretado — "elucidação"; revertendo em seguida em aspectos educativos para o analisando — "educação". Esse processo naturalmente desembocaria no momento analítico da "transformação", da "individuação", quando analista e analisando, juntos percebessem a necessidade ou não de continuarem os encontros semanais.

Tal processo não incluiria necessariamente a presença do Objeto Material em sua concretude. Todavia, seria imprescindível a verbalização do que seria tal objeto, ainda no desenrolar da entrevista inicial. A fala sobre o Objeto Material repercute no sistema autorregulador da psique do analisando, que introjetará o símbolo que o Objeto Material representa. Esse símbolo, uma vez agregado aos

49

reguladores alimentares da psique, poderá mais tarde vir a ser utilizado no processo analítico como transformador psicológico de energia. Na entrevista inicial, além dos aspectos práticos que devem ser discutidos com toda clareza (problemas de dinheiro, pagamentos por feriados, faltas, períodos de férias do analista e do analisando, etc.), o analisando deve manifestar a compreensão de que o tratamento se opera dialeticamente. Deve perceber que acontece uma dialética entre ele, o objeto material e o analista e que apesar do seu desejo em cooperar com o tratamento, existirão momentos de resistências que interferirão no processo no sentido de boicotá-lo. O analista procura vincular-se ao analisando levando consigo a imagem do Objeto Material e da noção de dialética. No decorrer da análise, quando o espaço e o tempo do Objeto Material e a compreensão profunda da dialética psicoterápica já fizerem parte da *Weltanschauung* do analisando, nesse momento, a dimensão real do Objeto Material se colocará, inaugurando, em sua concretude, o significado da trilogia "analista-objeto material-analisando".

Sabemos que as transferências positivas, juntamente com as negativas, podem vir a se transformarem em resistências ao tratamento. Talvez seja esse um dos momentos de força para um encontro mais profundo com essa realidade que é a influência que o Objeto Material exerce na psique. O analisando que se torna dominado por intensa resistência de transferência, é impedido por forças energéticas internas de sua relação com o analista e, conseqüentemente, tudo que fora estabelecido no "enquadramento inicial" será criticado, esquecido. E quanto mais o analista insistir em aproximar da consciência do analisando o material reprimido, maior será sua resistência. Aqui, a palavra cederá de imediato sua vez ao Objeto Material, que, embora possa vir a ser rejeitado, se encontra presente em algum lugar na psique inconsciente do analisando. A presença concreta do Objeto Material evoca seu espaço na *Weltanschauung* do analisando. E, através da transação de espaços para o Objeto Material, analista e analisando se redescobrem no "espaço poético" vivido como afeto entre ambos: "Dar seu espaço a um objeto é dar-lhe mais espaço do que aquele que ele tem objetivamente, ou, melhor, é seguir a expansão de seu espaço íntimo". "Como é concreta essa coexistência das coisas num espaço que duplicamos com a consciência de nossa existência!" "Cada objeto investido de espaço íntimo se torna, nesse coexistencialismo, centro de todo o espaço. Para cada objeto, o distante é o presente, o horizonte tem tanta existência quanto o centro".[51] Esse espaço aparecerá na análise como o desejo de cura ou

---

51. Bachelard, *op. cit.*, p. 328 e 329.

como a cura possível na análise. O desejo de cura que a própria psique mantém independente de qualquer resistência atuará no sentido de viabilizar o caminho através da relação triádica. E esse desejo de cura, presente no analista e no analisando, funciona como o "mel no favo": "No reino das imagens, o mel no favo não obedece à dialética elementar do conteúdo e do continente. O mel metafórico não se deixa fechar. Aqui no espaço íntimo da árvore, o mel é algo mais que uma medula. É o 'mel da árvore' que vai perfumar a flor. É o sol interior da árvore. Quem sonha com o mel bem sabe que ele é um poder que concentra e irradia ao mesmo tempo. Se o espaço interior da árvore é um mel, ele dá à árvore 'a expansão das coisas infinitas'".[52]

O "Objeto Material"

Chamo de "Objeto Material" e não "Objeto Intermediário", como o faz Thais Bianchi na *Dramintegração,* ou de "Objeto Relacional", denominação feita por Lígia Clark em seus trabalhos, unicamente porque uso tais objetos em sessões individuais, obedecendo a uma dinâmica própria, sustentada por toda essa visão do objeto que procuro neste livro anunciar. Faço uso do objeto como analista e não como sensibilizador ou artista plástico ou como em arteterapia. O terapêutico está presente em todas essas formas, entretanto, o sentido do objeto que procuro resgatar para o *"setting* analítico" é revestido de conotações específicas, as quais venho tentando clarear nesse trabalho. Nesse texto o "Objeto Material" tem um peso tão importante quanto o do analista e o do analisando, o que impede que seu uso no consultório seja apenas de um mero catalisador de projeções. Essas características que reconheço no Objeto Material fazem com que o objeto usado na análise tome para si as forças curadoras da imagem arquetípica que ativará a energia do processo em que estão inseridos "analista-analisando-objeto material". O analisando é levado a tomar parte ativa no processo e a reconhecer-se concretamente na transformação que vê acontecer em relação ao Objeto Material que ele e o analista manuseiam na sessão. Assim a experiência de totalidade se constela nas mãos que tocam o Objeto Material.

No encontro entre "analista-objeto material-analisando" acontece algo que ultrapassa os efeitos do funcionamento dos mecanismos psíquicos da projeção e da introjeção. O objeto, para a maioria

---

52. Bachelard, *op. cit.,* p. 328 e 329.

dos teóricos em psicologia, é apenas algo que capacita o indivíduo a reencontrar-se no mundo externo. O objeto é importante mas não passa de um "objeto". Quando se fala da relação do bebê com objetos o enfoque é exclusivamente no bebê, pouco se fala do que acontece de relacional entre o objeto e a criança, de forma a presenciar o que há de próprio do "ser" objeto no "ser" do bebê. No espaço potencial existente entre o objeto subjetivo, o objeto objetivamente percebido e entre as extensões do "eu" e o "não-eu" — nesse espaço potencial, algo de dinâmico e libertador acontece quando o analista tem clara a transcendentalidade do Objeto Material. Essa transcendentalidade de que falo diz respeito à sincronicidade existente entre o mundo físico do Objeto Material e o psiquismo humano. Jung nos fala de uma realidade unitária, o mundo uno (*unus mundus*), em que os domínios físico e psíquico coincidem dentro do evento sincronístico. Quando falo de Objeto Material, pressuponho que exista uma espécie de ordem ou ordenação intemporal, uma unicidade secreta, que se mantém sempre constante no "ser" do Objeto Material (se é que se pode falar assim...) que possibilitará atingir de maneira muitas vezes imprevisível, a estrutura básica do Si mesmo ativando o livre fluxo de energia dos arquétipos. No Objeto Material ficará cunhada a imagem arquetípica. Quando o analista entende isto jamais abrirá mão do Objeto Material no processo terapêutico de seus analisandos. Mas isto só será viável se na *Weltanschauung* do analista existir a compreensão ou o esforço no sentido da construção de uma noção mais próxima do que ocorre dentro da ordem física dos objetos materiais, para que ele (o analista) possa pensar em dispor do Objeto Material de maneira correta.

A escolha do Objeto Material pelo analista

Introduzir o uso de objetos na análise, ou melhor, encontrar o objeto que fará surgir a palavra, o gesto, a vivência necessária ao processo de transformação, de mudança do indivíduo, não é tarefa fácil, principalmente em análise individual. Há anos venho trabalhando com grupos usando a técnica terapêutica Dramintegração[53]

---

53. "Dramintegração significa integração através da ação. Da coisa feita." "A Dramintegração, que é uma técnica sensibilizante e integradora, não é basicamente terapêutica, embora possa ser aproveitada em terapia. Isto já aconteceu na Itália sob a supervisão do psiquiatra e analista Carlo Brutti e no Brasil com a colaboração do psicólogo Alvaro de Pinheiro Gouvêa. Esta técnica concorre para unificação da pessoa humana através da dinamização da sua energia criadora. Energia essa que aumenta o prazer de viver." "Ela é composta de atividades corporais (mentais, motoras, sensoriais, emocionais e artísticas) que realizadas em determinada ordem facilitam ao indivíduo e ao grupo um encontro face a face consigo mesmo e com o outro. Encontro este que se dá tanto do consciente para o inconsciente como do inconsciente para consciente". Bianchi, T., *Seu Corpo — Sua História*. Petrópolis, Vozes, 1984, p. 13.

de Thais Bianchi. Na estrutura dessa técnica o uso do "Objeto Intermediário"[54] já nos trouxe inumeráveis resultados positivos. Mas, quando se trata de usar tais objetos no espaço do consultório, a nível de análise individual, tenho observado a necessidade de um conhecimento mais profundo do analista sobre o que tal objeto desencadearia no imaginário do analisando. O analista deve estar sempre atento às diferentes situações imaginárias que o objeto desperta e ter o cuidado de examiná-las confrontando-as sempre que possível com o processo em sua totalidade e com os resultados concretos que aparecerão necessariamente em formas de mudanças significativas na vida do analisando e na do próprio analista. Se o analista não conseguir discriminar suas próprias projeções frente ao Objeto Material ele poderá vir a se perder nas vibrações da contratransferência. Como o Objeto Material irá despertar vibrações idênticas às do analisando no sistema nervoso do analista faz-se necessário que já estejam bem definidos, para esse último, os conteúdos que o Objeto Material desperta em sua psique e/ou na do analisando. O analista deveria saber porque escolheu determinado Objeto Material e de certa maneira possuir uma compreensão clara das infecções psíquicas suas e do analisando quando frente ao Objeto Material. Embora no "enquadre inicial" venha explicitada a possibilidade da inclusão de determinados objetos materiais no desenrolar do processo analítico, isso não significa que vá utilizá-los; tudo dependerá da receptividade do analisando — se o analisando estará de pleno acordo ou não que um terceiro entre no processo.

São muitos os objetos possíveis de se transformarem no que chamo de "Objeto Material", ou seja, o objeto que com o consentimento do analista e do analisando descobriu um lugar na dinâmica que se processa na análise. Trata-se de reencontrar, nas leis que regem a dinâmica analítica, um Objeto Material bem definido que por sua natureza valha como símbolo da ausência e possibilite ao analista trabalhar o imaginário do analisando, levando-o a contactar, a restabelecer uma relação com o ausente em seu psiquismo, transformando-o numa realidade que possa ser percebida de maneira instantânea. O desejo inconsciente carece de um objeto que o possa reintroduzir, ou melhor, aproximá-lo um pouco mais do real. A tarefa primeira do analista será a de encontrar na natureza o Objeto Material que servirá para reconstruir a unidade perdida na origem. O objeto da

---

54. "O Objeto Intermediário: tudo aquilo que o 'elemento atuante' utiliza como suporte e auxílio do momento que vivencia. Eles são de diferentes naturezas. Os utilizados na Dramintegração são: o fantoche, a máscara, objetos diversos e objetos criados, o som, o barro, a cor." *Op. cit.*, p. 20 e 21.

natureza a que chamo "Objeto Material" terá, então, a função mediadora entre o simbólico do analista e do analisando, instaurando a distância de uma certa ordem comandada. Assim, não será apenas pela nominação que analista e analisando darão existência ao objeto do desejo; o percurso que ambos farão na presença de um Objeto Material despertará no símbolo ou no imaginário a experiência do reconhecimento. O encontro dialogal entre o "analista-objeto material-analisando" assegura para todos a produção de outros objetos que representariam o encontro do desejo do analista com o do analisando. Assim, ao petrificarem-se no Objeto Material, analista e analisando manterão vivo o desejo, que, na sua objetividade material, convida ambos a articularem em significantes lingüísticos, até mesmo, o desejo de desaparecimento do outro.

As mãos e o Objeto Material

"O homem pensa porque tem mãos"
(Anaxágoras, citado por Motta Pessanha em Bachelard). [55]
"O espírito faz a mão, a mão faz o espírito. O gesto que não cria, o gesto sem amanhã provoca e define o estado de consciência. O gesto que cria exerce uma ação contínua sobre a vida interior. A mão arranca o tato de sua passividade receptiva, ela o organiza para a experiência e para a ação. Ela ensina o homem a se apropriar da extensão, do peso, da densidade, do corpo. Criando um universo original, deixa em todo ele a sua marca. Mede forças com a matéria, que transforma, e com a forma, que transfigura. Educadora do homem, ela o multiplica no espaço e no tempo." [56]

Cada parte do corpo pode tornar-se uma "abertura para o mundo", uma "introdução ao mundo". Mas há partes do corpo que convidam a uma reflexão mais aprofundada. E a realização de um tratamento analítico que enfatize a importância do Objeto Material, como venho fazendo neste livro, não pode deixar de proclamar

---
55. Bachelard, G., *O Direito de Sonhar*. São Paulo, Difel, 1985, p. XIV.
56. Focillon, H., *Vida das Formas*. Rio de Janeiro, Zahar, 1983, p. 156.

a realidade de que todo corpo está presente nas mãos. Essa consciência das mãos nasce do encontro do analista e do cliente com o Objeto Material. Através delas o homem entra em contato com o material inconsciente da psique, para depois transformá-lo em produções, em expressões reconhecíveis de suas vivências internas. As mãos, quando se juntam ao Objeto Material, conseguem dar formas às imagens que constelam os complexos. A força propulsora que dá autonomia aos complexos e que atua de modo intenso controlando muitas vezes nossos pensamentos e comportamentos é a mesma que se fará presente nas mãos, levando-as a movimentos que possibilitarão o surgimento de imagens de experiências, que, por serem muito fortes, são impedidas pelo Ego de serem *verbalizadas*. No encontro das mãos com o Objeto Material a significação emocional é transmitida em concreto ao mundo da consciência, adquirindo solidez, uma forma, um contorno e, dentro do próprio espaço terapêutico, uma nova linguagem. Essa linguagem se apóia no Objeto Material criado pelo analisando. A partir do objeto criado, analista e analisando procuram compreender os componentes da personalidade, as forças racionais e irracionais transferidas ou projetadas no Objeto Material. Quando o analisando se põe a usar um Objeto Material já não é apenas seu olho ou seu cérebro que contorna tal objeto em busca da forma primeira; a imagem visual associa-se à imagem manual e a energia que flui do Objeto Material em conexão com a energia do analisando o encaminhará a uma ação que se tornará concreta naquilo que fora gravado na matéria: "Assim, com a mais extrema delicadeza, a mão desperta as forças prodigiosas da matéria. Todos os sonhos dinâmicos, dos mais violentos aos mais insidiosos, do sulco metálico aos traços mais finos, vivem na mão humana, síntese da força e da destreza. Explica-se então, ao mesmo tempo, a variedade e a unidade de um álbum no qual dezesseis grandes trabalhadores vieram cada qual nos dar a vida de uma mão. São elementos de uma confissão da dinâmica humana, elementos de uma nova quiromancia, aquela que, ao desvelar forças, revela-se criadora de um destino."[57]

O barro como Objeto Material

Ao tentar como analista encontrar uma massa imaginária, uma massa originária, apta a receber a forma de minha própria matéria em ação e paixão, uma massa que fosse o ventre, o seio, o útero,

---

57. Bachelard, *op. cit.*, p. 54.

a água, o mercúrio, o princípio de assimilação e o princípio de unidade radical da vida, percebi que na terra úmida do inconsciente e da imaginação cosmizante da matéria, as operações manuais induziam a imagem do homem feito do barro e retornando ao barro: "O senhor Deus formou, pois, o homem do barro da terra, e inspirou-lhe nas narinas um sopro de vida e o homem se tornou um ser vivente."[58] Eis o Objeto Material ideal: o barro. O cosmo do barro, da argila, oferece um universo imediato e se vincula às quatro raízes, províncias matrizes de nosso universo: o ar, a água, a terra e o fogo. O analisando junto do barro vive no espaço intermediário. De um lado a massa fria, as trevas, do outro, o calor de suas mãos, a luz, o sopro de vida. Barro e analisando podem ser detectores de infelicidades imaginadas, de sofrimentos que marcam por toda uma vida o inconsciente. Assim, o analisando compreende a necessidade terapêutica de viver as emoções que nascem da terra molhada, que vive enraizada na plasticidade do barro. Quando em certos pedaços de barro ele consegue achar sombras vivas que se movem e tudo o mais que for necessário para simbolizar os seus medos profundos, o cotidiano de sua vida em comum com os restos dos mortais, quando encontra a criança escondida na angústia da adolescência e da idade adulta, aí, então, o calor de suas mãos trabalhadoras se entrega a esse convite de profundidade e modela o que capta para além da aparência. "La main travailleuse, la main animée par les rêveries du travail, s'engage. Elle va imposer à la matière gluante un devenir de fermeté, elle suit le schéma temporel des actions qui imposent un progrès. En fait, elle ne pense qu'en serrant, en malaxant, en étant active." [59]

No frio e úmido barro as mãos trabalhadoras, a "mão feliz", a serviço de "forças felizes" porque criadoras, tecem em liberdade, a partir de seus próprios devaneios e das oferendas da natureza, a matéria que o tempo endurecerá e que, ao adquirir força, introduz o analisando no menos maleável, abrindo-o à meditação sobre o mundo vivo da matéria dura. "...la main travailleuse et impérieuse apprend la dynamogénie essentielle du réel en travaillant une matière qui, à la fois, résiste et cède comme une chair aimante et rebelle. Elle accumule ainsi toutes les ambivalences. Une telle main en travail a besoin du juste mélange de la terre et de l'eau pour bien comprendre ce qu'est une matière capable d'une forme, une substance capable

---

58. Gênesis 2,7.
59. "A mão trabalhadora, animada pelas fantasias do trabalho, engaja-se. À matéria viscosa, vai impor firmezas futuras, e segue o esquema temporal das ações que impõem progresso. De fato, só pensa enquanto aperta, tritura, ativa-se." Bachelard, G., *La Terre et les rêveries de la volonté*, Paris, J. Corti, 1948, p. 116 e 117.

d'une vie. Pour l'inconscient de l'homme pétrisseur, l'ébauche est l'embryon de l'oeuvre, l'argile est la mère du bronze. On n'insistera donc jamais trop, pour comprendre la psychologie de l'inconscient créateur, sur les expériences de la fluidité, de la malléabilité. Dans l'expérience des pâtes, l'eau apparaîtra nettement comme la matière dominatrice. C'est à elle qu'on rêvera quand on bénéficiera par elle de la docilité de l'argile.''[60]

Eis-nos, pois, diante do mundo imediato do barro. Jamais a forma pode estar tão próxima da matéria quanto na beleza do encontro entre a mão quente do analisando e a massa plácida e fria do barro. Começa-se pelo mole do barro o encontro com a solidez de uma vida. Na placidez do barro o analisando molda o que irá desbastar momentos depois. O "ser" do barro é massa que, unida à faculdade de formar imagens que o analisando possui, e ao calor de suas mãos, pode transformar, construir um mundo vivo. A plasticidade, a viscosidade e o sol do barro se juntam à plasticidade e à viscosidade da libido, presente no calor das mãos do analisando para fluírem juntas no sentido de encontrar uma saída da inércia que o analisando, o analista e conseqüentemente a análise possa se encontrar no momento. [61] A inércia psíquica é ultrapassada quando se dá o encontro no trabalho com o barro. Fluem os investimentos libidinais na sessão com o barro. Na medida que o calor e o úmido diminuem, e quando um se apaga e outro se acaba, surge o belo equilíbrio sob as imagens formais nas quais analista e analisando buscarão achar esboços de secretas metáforas. Diante da imagem amoldada e depois esculpida pelo analisando contam-nos muito de sua eternidade. O barro se enrola no imaginário do analisando, penetra no reino da pedra que há em seu interior (o Ego) ajudando-o a sonhar seus devaneios, os mais íntimos. E quando se ergue no objeto externo e o

---

60. "A mão trabalhadora e imperiosa aprende a essencial dinamogenia do real ao trabalhar a matéria que resiste e ao mesmo tempo cede, feita carne amante e rebelde. Assim acumula todas as ambivalências. O trabalho dessa mão necessita da justa mistura de terra e água para compreender o que significa matéria capaz de forma, substância capaz de vida. *No inconsciente do homem que amassa, o esboço é o embrião da obra, a argila é a mãe do bronze.* Para compreender a psicologia do inconsciente criador, nunca será demais insistir nas experiências da fluidez, da maleabilidade. Na experiências das massas, a água aparecerá claramente como a matéria dominadora. É ela que será objeto das fantasias, quando propiciará ao homem a docilidade do barro." Bachelard, G., *L'eau et les rêves*. Paris, J. Corti, 1942, p. 19.
61. O barro não deve ser usado indiscriminadamente. Na terapia com crianças e adolescentes o seu uso pode ser mais sistemático. Com adultos, ele serve como referência e ajuda no desenrolar da análise. Deve ser usado mais para influir na viscosidade da libido a fim de retomar a plasticidade perdida. O material que resultar desses encontros entre o analista, o analisando e o barro constituirá o acervo clínico.

analisando se põe a manuseá-lo, a esculpi-lo, é a ele mesmo (analisando) que dá forma. Todas as suas riquezas internas do momento são arremessadas ao exterior e os signos do mundo interno, o desenho e a fenda que há no objeto criado, possuem tanto sentido quanto os sonhos que revelam sua alma. Assim, a água amolece a argila, que, exposta ao ar e ao calor das mãos do analisando, dá forma a algo de dentro dela mesma e do analisando, e, no sol do barro a solidez perdida e partida da mente doente se abriga no calor da natureza pródiga. A criação interna se encontra, então, no devenir ardente dos ecos vindos do barro e se materializa no objeto criado na sessão. Através do barro mole busca-se a solidez interna do analisando, levando-o a escolher o mineral de sua própria individuação. O primeiro esforço da vida é fossilizar-se, é buscar na moleza a solidez ou, ao contrário, amolecer-se, fluir na massa difusa do barro a energia contida pelo medo do vir-a-ser do ser. Num gesto de coragem, o mistério impessoal do barro arranca das profundezas da terra o mineral que ocultou para a oferenda: "escolha aqui, portanto, o mineral de seu próprio destino: o mármore, o jaspe, a opala; que cada um encontre a gruta onde vegeta a pedra que lhe está intimamente relacionada; que cada um abra o geode que é o secreto coração oculto sob a frieza do calhau!"[62]

A imersão no barro — o barro como o feminino matriarcal

A consciência do espaço e tempo para o Objeto Material nasce da certeza de sua presença, de uma presença que não a minha ou a de outros — apenas o barro da terra e nada mais. A utilização consciente e humilde do barro como Objeto Material exige, na prática analítica, uma reverência à natureza, à matéria mesma em sua dinâmica energética própria e *não apenas* como objeto de projeção. Assim como chegamos a descobrir que não é a vida orgânica a única na terra, não se torna anticientífico dizer que algo de desconhecido emana da própria terra, impondo-lhe uma identidade e uma força que a meu ver é a responsável por levar o homem a buscá-la como elemento dialogal. A idéia de um homem moldado a partir do barro da terra, de ser esse barro a matéria-prima em que repousa o segredo básico do homem e na qual Deus se espelharia (Deus fez o ho-

---

62. Bachelard, G., *O Direito de Sonhar*. São Paulo, Difel, 1985, p. 48.

mem à sua imagem e semelhança) para construir o homem; toda essa valorização substancial dada ao barro equivale, no plano psicológico, à única valorização que marca um elemento da natureza com um caráter tão propício à fecundação, ao feminino transformador das atitudes e emoções humanas.

O barro, substância da terra, adorna-a de inumeráveis significados femininos: as trevas, a escuridão demoníaca, o centro de todas as coisas, a virgem amante e esposa, o *venter et uterus naturae* — ventre e útero da natureza, é ela quem fez a Lua — *terra fecit lunam* e a ela se assemelha. "...a Lua é um vaso do Sol: *Luna est receptaculum universale omnium,* principalmente do Sol, e é chamada também de *infundibulum terrae* (funil da terra) por receber 'as forças do céu e as derramar' (*recipit et infundit*). Ou também se diz que a umidade lunar (*lunaris humor*) recebe luz solar, ou que a Lua se aproxima do Sol para 'como que haurir de uma fonte a forma universal e a vida natural', ou que ela proporciona a concepção do 'sêmen universal do Sol' em sua quintessência, o *venter et uterus naturae*. Neste sentido existe certa analogia entre a Lua e a Terra, como já indicaram Plutarco e Macróbios. Está assim na *Aurora Consurgens I*: *'Terra fecit Lunam'* (a Terra fez a Lua) ..."[63] "La tierra es una mujer y la mujer una tierra".[64]

A natureza misteriosa do barro foi que propiciou ao ser humano um conhecimento mais profundo de si mesmo. A partir da estrutura oculta do barro o homem vem se descobrindo quando pelo calor de suas mãos faz da terra molhada a confidente de imagens carregadas de emoções vividas e por viver. No barro o homem cria e é criado. Vivencia a si mesmo como criatura e criador. No barro ele encontra o espaço da divindade em si. Cria a si mesmo à imagem e semelhança de Deus e dá vazão a sua onipotência sem precisar enlouquecer. A consciência se aproxima do inconsciente ao penetrar nas trevas oriundas da própria matéria. Na alma do barro desvela-se a alma do homem. Na natureza do barro a psique do homem se refugia. O obscuro da matéria se vê preenchido, fecundado pelo obscuro do homem e, numa espécie de participação mística, a identificação inconsciente acontece. No entanto, em termos de energia que flui entre o homem e o barro, essa participação mística se reveste de caráter científico porque energético. Na relação dialética que acontece entre a matéria e o indivíduo, o momento criativo produzirá algo concreto que testemunhará o novo, o produto, a imagem concre-

---

63. Jung, C. G., *Mysterium Coniunctionis*. Petrópolis, Vozes, 1985, p. 124 e 125.
64. Van Der Leeuw, G., *Fenomenología de la Religion*. Buenos Aires, Fondo de Cultura Económica, 1964, p. 83. "A terra é uma mulher e a mulher é uma terra."

ta da emoção; a arte como testemunha do Si-mesmo. É a energia que conserva, ou melhor, insiste em conservar o momento, o *insight* necessário ao momento criativo. A reprodução de algo fruto desse momento dialético conteria a energia suficiente para desprender-se em nova relação criativa. O fenômeno da duração seria fruto de armazenamento de energia mas uma energia em forma na matéria mesma, um produto em si mesmo completo e, portanto, aberto àquilo a que é chamado como ser material e energético que possa ser ou vir a ser. Há portanto devir, energia, matéria e o homem em toda obra de arte. Nesse sentido, o homem compõe a arte que o insere no *Dasein*. A coisa acontece como na física contemporânea em que a energia reincorpora-se na energia da matéria para numa troca estrutural perpétua associar-se a ela. Não seria o armazenamento indefinido da antiga intuição. Ao contrário, trata-se de uma dialética ontológica, como nos fala Bachelard: "...nas intuições contemporâneas, trata-se completamente de uma dialética ontológica. Não somente o átomo atomiza todos os fenômenos que se concentram sobre ele, mas dá uma estrutura a toda energia que emite. O próprio átomo é transformado de uma maneira descontínua por absorção ou emissão de energia descontínua. Por conseguinte, não basta mais dizer que a matéria nos é conhecida pela energia como a substância por seu fenômeno, nem tampouco é preciso dizer que a matéria tem energia, mas antes, no plano do ser, que a matéria é energia e que reciprocamente a energia é matéria."[65]

A Coniunctio *no barro*

"Por trás da porta fechada, a lua recebe sua alma do sol, enquanto o sol arrebata a beleza da lua, que fica muito delgada e fraca. Isso significa que a *coniunctio* ocorre na lua nova, no mundo inferior. Nós sabemos que a lua é nova quando ela está próxima do sol. Quando se opõe ao sol, então a lua é toda iluminada e temos a lua cheia; mas quando está próxima do sol ela não é atingida pelos raios solares. Esse é um fato interessante sobre o qual Jung es-

---
65. Bachelard, G., *O Novo Espírito Científico*. Rio de Janeiro, Tempo Brasileiro, 1968, p. 63.

creveu em *Mysterium Coniunctionis* — que a *coniunctio* não ocorre na lua cheia, mas na lua nova, o que significa que ocorre durante a noite mais escura, quando nem mesmo a lua brilha, e nessa noite profudamente escura é que o sol e a lua se unem." [66]

O analisando que realmente deseja engajar-se num processo analítico, nem sempre tem claro o que isso possa significar em termos existenciais concretos. Na maioria das vezes é levado ao consultório movido por motivações inconsistentes, fruto de uma *Weltanschauung* medíocre que lhe bloqueia a inteligência impossibilitando o discernimento e causando-lhe perturbações de ordem neurótica quando não psicóticas. O próprio Jung em suas memórias afirma que a maioria dos sofrimentos de seus pacientes provinham de neuroses que eram originárias de cosmovisões preconceituosas e limitadas. Essa constatação de Jung, ao meu ver, sugere ao analista como tarefa básica do processo analítico o alargamento da consciência, ou seja, que o analista seja capaz de se inteirar do movimento interno do analisando inserindo-o num processo de transformação, não apenas no sentido da queixa principal que o analisando traz, mas fundamentalmente da importância de relacionar tal queixa ao todo do indivíduo, inaugurando na psique do mesmo o desejo da *coniunctio,* ou seja, a coincidência de opostos que se atraem ou se opõem amorosamente ou como inimigos.

Segundo Jung, a consciência parte de um estágio inicial, com um conhecer caótico, anárquico e caminha a seguir para uma fase monística avançando no momento seguinte para um estado de divisão ou de dualidade. A *coniunctio,* a princípio, é um dualismo: consciente-inconsciente, sol-lua, feminino-masculino, etc. Nessa fase dual, o analisando busca intuitivamente se conectar com o Si-mesmo e com a sabedoria do inconsciente a fim de vir a ser aquilo que de fato ele é. Ao transformar-se ele encontra a si mesmo na *terra mater*. Mas a *coniunctio,* quando ocorre, não é sempre de ordem positiva para a psique. Ela é perigosa por possuir um lado escuro e destrutivo: "O sol é um aspecto da consciência, sendo um fenômeno parcialmente ligado ao ego e parcialmente ao Si-mesmo. Um aspecto do sol está aberto ao inconsciente, pois os raios subentendem um princípio de consciência capaz de abranger os opostos, ao passo que o outro sol é 'um sistema fechado' — é unilateral e, portanto, destrutivo." "O ego é idêntico ao Si-mesmo na medida em que é o ins-

---

66. Von Franz, M. L., *Alquimia*. São Paulo, Cultrix, 1985, p. 139 e 141.

trumento de auto-realização para o Si-mesmo. Somente um ego presunçoso e egoísta está em oposição ao Si-mesmo. Em sua função legítima, o ego é a luz nas trevas do inconsciente e, em alguns aspectos, idêntico ao Si-mesmo. Os dois sóis parecem ilustrar esse contraste entre os aspectos destrutivos e positivos de consciência do ego. O sol com um raio representaria um princípio consciente egocêntrico e presunçoso, injusto para com o insconsciente ou a realidade, e oposto ao Si-mesmo. O sol com dois raios, por outro lado, simboliza o ego como instrumento de realização para o Si-mesmo, estaria aberto ao inconsciente." "Sempre que consciente e inconsciente se encontram, em vez de amor pode haver destruição. ...O sol diz: 'se não me causares dano, eu te ajudarei', e a lua diz a mesma coisa."[67]

Tenho observado em meu trabalho com o barro como Objeto Material que mais que o feminino e a terra mãe, o barro é hermafrodita. Em sua água se encontra o fogo oculto, o sol na lua. Na alquimia, a tríade fogo-sol-sal é a mesma coisa e mercúrio é mãe e filho do sol o que dá a mercúrio uma natureza andrógina que o fará participar tanto do enxofre vermelho masculino como do sal lunar. Em termos psicológicos isso significa que a consciência (sol) e seu parceiro, o inconsciente (lua), estão em correspondência, em duplicidade constante. Isso muitas vezes é o que dá ao inconsciente o caráter contraditório. A superação dessas contradições vem com o auxílio da *coniunctio nuptialis* que surge dando ordem ao caos. No início, quando ousei inserir o barro concretamente no *setting* analítico, fez-se necessário, além de toda essa compreensão teórico-simbólica, perceber enquanto analista que essa massa real (o barro) quando em atividade na sessão, não amassava apenas o imaginário da intimidade do analisando mas conectava a nível profundo com as forças que aceitavam ou que recusariam um encontro real entre ambos. Percebia-se, no desenrolar das sessões, que num primeiro momento o barro se apresenta mais materno do que nunca, sem entretanto negar o fogo, o sal, o sol que faz dele o lugar ideal para a *coniunctio*. O calor das mãos do analisando retoma com simplicidade a dualidade perdida e da simplicidade, como uma dádiva, acontece a dialética do ser livre. Não se torna necessário, então, a busca incessante de imagens. Na medida em que ambos (analista e analisando) estão com as mãos na massa, a mão quente insere-se no barro em busca do sol ou da lua mergulhados na umidade do ser; aí, do arquétipo nasce a imagem arquetípica que o tempo eternizará no Si-mesmo. Nesse momento, a existência é colocada como a pergunta central do processo analíti-

---

67. *Op. cit.*, p. 140, 142 e 143.

co. A pergunta sobre o Si-mesmo, sobre a individuação necessária e esperada em desejo coloca-se como tarefa vital para ambos, analisando e analista. É o momento de se inserirem como pergunta na resposta única que os colocarão como senhores da construção do mundo que habita na imensidão do ser. A existência encarna no devenir e tudo fará existir. É o começo pelo nada: "... começo pelo nada. O nada equivale à plenitude. No infinito, o pleno não é melhor que o vácuo. O nada é, ao mesmo tempo, vácuo e plenitude. Dele se pode dizer tudo o que quiser; por exemplo: que é branco, ou preto, ou então que existe, ou não. Uma coisa infinita e eterna não possui qualidades, pois tem todas as qualidades."[68]

A lentidão da primeira sessão de barro levará o analisando a sentir-se como uma massa primeira, um Adão em busca do Si-mesmo: "O homem moldado a partir do barro era, pois, Adão, que nesse tempo era um símbolo do Si-mesmo, do *Self* ou, diríamos, o homem que acabava de sair das mãos de Deus, o homem indene, o homem que ainda não passara pelo processo de corrupção."[69] A necessidade de constância se faz presente e o analisando muitas vezes retomará metamorfoses destruídas; o homem a sua *anima*; a mulher o seu *animus*. Como já vimos antes, é no ventre do barro que sol e lua se unem num silêncio criativo. Então, o analista estimula o analisando a sentir o barro imaginando-se a própria matéria, levando-o a sentir-se como a massa primeira úmida de desejo de firmeza, de encontrar o seu ego sem perder-se na fraqueza do endurecer-se da neurose. Na maioria das vezes, sessões assim despertam um silêncio profundo, criativo e integrador, que absorve a ambos. Tais silêncios são geralmente indícios de material novo na sessão seguinte e de sonhos que são verdadeiras sínteses do momento existencial do analisando. A proximidade com o Si-mesmo, com o centro da personalidade muitas vezes instaura o processo de individuação ou quando menos vincula o paciente com algo que difere do caos, do estado de confusão consciente que está presente também no processo de individuação. Tenho observado que nesses momentos os objetos criados no barro, tanto o do analisando como o do analista, se revestem de maior beleza. Na medida em que a análise vai seguindo o seu curso, quando o barro vai se tornando um companheiro de viagem, esses momentos de silêncio profundo e arte inaugurarão sempre um avanço em termos de adequação ao Si-mesmo. Nesses momentos, não é apenas metaforicamente que a psique se faz presente, a concretude

---

68. Jung, C. G., *Memórias, Sonhos, Reflexões*. Rio de Janeiro, Nova Fronteira, 1975, p. 333.
69. Von Franz, *op. cit.*, p. 71.

de algo que foi criado, retorna para o indivíduo em saúde. Quando no encontro com a terra, a mão faz algo de novo surgir, é o milagre da vida que acontece, da natureza um sopro de energias conflui e o homem cria. É um momento límpido, água cristalina. O silêncio do cristal.

Uma vez que analista e analisando viveram em algum momento do processo analítico uma ligação com o Si-mesmo, então já se pode penetrar em todas as situações de sofrimento, de angústia ou de prazer que a vida oferece a ambos. Outra consideração importante a se fazer é que esses momentos dialéticos vivenciados no barro, nem sempre são prazerosos. Muitas vezes a situação por que passa o analisando leva essa experiência a ser uma experiência de morte: "Em todos os tempos e lugares existe a criação, em todos os tempos e lugares existe a morte." [70] Todavia, faz-se necessário diferenciarmos essa morte que corresponde ao momento de criação onde o analisando trabalhou sua *Weltanschauung* no sentido de uma compreensão da própria vida, como algo inerente ao homem que o dinamiza e o impulsiona para a *coniunctio* como fonte de vida, como ressurreição, processo de individuação, da morte pela esquizofrenia, psicose. Outro aspecto da morte é a morte vivida como conflito e depressão em que o analisando se vê tomado pela agressividade e o horror de uma "sombra" que o apanha emocionalmente inserindo-o num cativeiro psicológico.

Neste estado a pessoa é facilmente arrebatada por uma *anima* ou um *animus* destrutivo e viverá num estado de desespero, facilmente sujeito à destrutividade que seu conflito pode acarretar. Essas duas possibilidades que a psique vivencia em seu interior, a de ser tomada pela morte vivenciando a *albedo*, ou seja, a morte como libertadora e criadora de algo maravilhoso, e a fase de *nigredo* — a negrura, a depressão que leva a emaranhar as emoções mergulhando o analisando num estado de dissolução, devem ser observadas, vistas e vividas enquanto compreensão pelo analista, de forma dialética. Ou seja, fazendo parte de um todo psicológico que flui, apesar de o analisando tender a ser absorvido pela vivência como se ela fora impossível de ser mudada. A tarefa mais árdua do trabalho na análise consiste, entre outras muitas coisas, em levar o analisando a criar algo no barro que possa absorver todo o negrume da nigredo no sentido de vir a restabelecer ou inaugurar uma conexão com o Si-mesmo numa batalha contra a morte da psique, ou seja, na luta para que não se torne literalmente impossível resgatar o indivíduo da imensidão do caos, onde a consciência do ego fosse tragada e a

---

70. Jung, *op. cit.*, p. 334.

psique lesada, muitas vezes, de maneira irreversível, confirmando o indivíduo num estado psicótico.

O analista deve ter sempre em mente que, para além do desamparo vivido pelo analisando, existe um espaço livre a ser capturado ou fortalecido — é o espaço da espontaneidade consciente na psique. Tal espaço corresponde ao núcleo da personalidade em individuação; se amplia na dinâmica relação dialética que formaliza o "Eixo Eu-Si-mesmo" e sua expressão máxima reverte para a vida do indivíduo sob a formulação de máximas de sabedoria (vide livro da Sabedoria do Antigo Testamento, os pensamentos extraídos do zenbudismo, sabedoria popular, etc.). O bom senso e a espontaneidade perpassam o conteúdo que advém desse espaço livre vivido como experiência de liberdade pelo indivíduo. Não a espontaneidade do descaso e da falta de critério. Mas a espontaneidade meticulosa atenta ao Si-mesmo e suas ressonâncias. Uma espontaneidade que faz com que o analista e o analisando tenham as rédeas nas mãos. É um paradoxo, mas só paradoxalmente nos achegaríamos ao lento processo que é tornar consciente o inconsciente e inserir-se no processo de individuação, na busca da "pedra filosofal" em que mercúrio como símbolo de uma atitude nova nos indicará objetivamente o caminho para além do conflito, através do sonho e da metáfora necessários ao processo. Nesse caminho, quando lutar contra a morte já cedeu lugar a uma compreensão profunda do que é viver, a personalidade já não terá medo das serpentes e dos dragões e tubarões, uma vez que o mercúrio alado (espírito do inconsciente = Espírito Santo) ensinou-lhe, pelo poder do fogo, que existe uma terra sólida na qual ocorre a *circulatio* (destilação circular) dos quatro elementos (a transformação da terra em água, da água em ar, do ar em fogo e do fogo em terra) e que corresponde psicologicamente às diferentes fases da vida culminando na individuação, na liberdade, no vôo do pelicano (o pelicano é o símbolo do recipiente alquímico no qual a *circulatio* ocorre) numa nova personalidade que continua sempre a superar-se em dialética. Uma *circulatio* em espiral dialética.

No forno alquímico, o discernimento psicológico

Quando o analisando e o analista se encontram frente a frente no consultório, instala-se uma dúvida a nível existencial e com ela a pergunta: Quem é esse outro, esse intruso que irrompe frente a mim ávido do meu ser? Se fôssemos tentar responder nada se teria ainda de real a não ser o desejo, o fascínio da pulsão que manipulará a função poética da linguagem para dar lugar à sedução mútua, traço comum nos primeiros encontros. Analista e analisando são um para o outro o desconhecido, o suposto saber. Enquanto o analisando encaminha-se em sonhos e fantasias para o analista, este o receberá em sua essência última e só então lhe fala do que anuncia — a saber: "Um encontro na trilogia 'analista-objeto material-analisando'". Isso significa não apenas o uso da palavra enquanto signo, mas o reconhecimento de uma totalidade que ultrapassa o verbal e se dirige ao apelo mágico de um ponto virtual entre o consciente e inconsciente (o Si-mesmo: *Selbst*) que norteará o entrelaçamento originário fruto do primeiro e grande momento que ocorre de forma imprevisível no processo analítico e em presença do Objeto Material. O Objeto Material é que fixa — logo de entrada — nos domínios do inconsciente, a ordem empírica.

Como isso se dá? A princípio, a relação dependerá exclusivamente do lugar que o analista ocupa na mente do analisando e vice-versa. No mundo da linguagem o analisando procurará a si mesmo em suas recordações infantis e cabe ao analista ajudá-lo de forma a não deixar que ele se perca ao mergulhar em suas reminiscências. Como a psique humana é extremamente ambígua, cabe ao analista, diante de cada caso em particular, indagar-se constantemente junto ao analisando sobre a ordenação das inumeráveis metáforas que se acham à deriva em sua mente e quais as influências que as mesmas exercem no seu dia-a-dia, em suas relações com o mundo. Na maioria das vezes o analisando não sabe o que vem acontecendo consigo mesmo, se confunde. Não sabe mais quando fala ou quando é falado, e ele pede ao analista, em seu desejo de cura, que o ajude a entender o significante sob o qual ele sucumbe. Como uma criança ele sucumbe frente ao espelho. Não discrimina. Embora se trate de uma indiscriminação não tanto patológica quanto no início, é preciso no entanto averiguar, e o analista deverá estar pronto a intermediar, a interpretar. Nesse momento, interpretar nos remete diretamente ao símbolo. Interpretar seria sinônimo de simbolizar. Se no momento o analisando está indiscriminado (patologicamente ou não) cabe ao analista ir ao encontro do símbolo mais adequado. Se ele vivencia a imagem no espelho como real, nada melhor que o encontro concreto com o símbolo vivo que o fará desprender-se, discriminar-se de si mesmo, fazer fluir a energia psíquica que acha constelada de forma a discriminar sua consciência. E o símbolo vivo de que falo é o Objeto Material.

Na dimensão do Objeto Material encontramos o corpo do símbolo. O barro ao entrar como espelho fará a imagem obscura tornar-se psiquicamente ativa e acontecerá a gênese a partir do de fora. A natureza — enquanto símbolo no barro — será massa e continente para o fogo. Como não existe o elemento puro, ou seja, o sólido, absoluto, o líquido absoluto, etc., a nível de experiência simbólica o fogo (libido, calor das mãos) acionaria — enquanto símbolo concreto — a energia contida no barro, abrindo espaço para relações que se estabeleceriam para além das interpretações fugidias da ortodoxia teórica dos consultórios tradicionais. O calor constante da relação com o barro acabaria por incendiar o universo do analisando, fazendo-o alcançar o âmago da metamorfose. E ao consumir-se numa dupla paixão de criação destruidora e da destruição criativa, o analisando poderá então se decompor em um psiquismo novo e atingir "na região da metáfora de metáfora" a certeza de que o que vê na imagem é também o reflexo de sua própria imagem. E na clareira de seus olhos revelar-se-ia o objeto desejado, capturado, que se distancia de uma imagem meramente projetada. Numa atitude amorosa para com o barro, o analisando reabilita-se enquanto sujeito de seu próprio mundo, na medida em que pode se autocontemplar enquanto possuidor de uma mesmice, um "eu" que não é o "outro" porque o tenho em minhas mãos, preenchendo um espaço concreto que não o meu. Portanto, quando inserido no *setting* analítico o barro instaura instantaneamente a certeza de que a imagem que faço refletir nele é distintamente um ser diferente de mim embora me contenha. Este corpo simbólico que é o barro interfere na psique e segue a viagem atrás do vivo, do quente, do fogo íntimo que tudo dialetiza. Vivemos em chamas, dolorosa e poeticamente em chamas.

Caso: Rodrigo, um analisando de doze anos, inteligente e com grande interesse pela arte. Primeiro filho e mais uma irmã de oito anos com quem disputava o amor do pai. Sentia a mãe do seu lado e o pai, segundo ele, nada o removia da preferência pela irmã. Gradualmente afastava-se dos meninos, mantendo amizade apenas com alguns e com interesse maior pela amizade com as meninas de sua idade. O interesse pelos estudos foi diminuindo e com ele os esportes e brincadeiras com os amigos. Falava pouco. O pai achava-o desinteressado pelas coisas e que uma análise de nada valeria uma vez que ele [Rodrigo] era assim mesmo. A mãe, preocupada, incentivava o trabalho analítico. Quando o vi pela primeira vez perguntei-lhe se gostaria de vir ao meu consultório sistematicamente toda semana. Falei-lhe que poderíamos conversar ou procurar encontrar imagens no barro. Percebi que o encantara de certa maneira a idéia de manusear o barro e de pronto ele respondeu que sim; e iniciamos nossos encontros. As sessões transcorreram inicialmente em silêncio, com algumas palavras dele a respeito do que eu fazia no barro e quanto ele gostava do que eu havia feito. Claramente percebia-se seu dom artístico. Na terceira sessão sensibilizei-o no sentido de vir a fazer um rosto no barro. Um rosto que de certa forma seria o seu embora não necessariamente tivesse que parecer-se com ele. Uma tábua branca de madeira no chão, eu de um lado e ele do outro, o barro pronto a ser usado. Pedi-lhe que sentisse suas mãos esfregando-as uma na outra devagar e observando o calor que elas produziam e que aquele calor era seu. Após o encontro com o calor de suas mãos, pedi-lhe que a levasse até o rosto e com as suas mãos quentes procurasse sentir o contorno de cada parte de seu rosto: a testa, os sulcos onde se encontram os olhos, os olhos, o nariz, as bochechas, a boca, o queixo, por fim, que sentisse todo seu rosto de uma maneira quente e gostosa. Quando o vi absorto em suas formas indiquei-lhe o barro e ele fez sua primeira máscara. Nossas sessões sempre foram na presença do barro, ora em sessões conduzidas por mim, ora em sessões livres.

As sessões conduzidas são sempre iguais e o objeto pedido é sempre o mesmo: um rosto. O encontro inicial com o barro funciona a nível do que Freud denominou de "processo primário". Dessa forma, o encontro entre o analista, analisando e o barro é, antes de tudo, uma identidade de percepção que levaria o analisando primeiro ao prazer que, paradoxalmente, pode ser um desprazer como é o caso em que o primeiro rosto ou máscara é feita pelo analisando com grande perplexidade, sofrimento, temor. O importante do ponto de vista terapêutico é que o analista favoreça o livre fluxo da energia psíquica que passa sem barreiras do analisando para o barro e desse para o analista. As vivências são tão representativas que muitos dos analisandos não querem ver mais o que fizeram, enquanto outros (caso de uma analisanda minha que se sentia emocionada ao ver o rosto que fizera) não se aventuram a fazer outro. Durante uns três anos de análise não pegou mais no barro, mas durante meses a fio pedia para ver a máscara que fizera de início. Percebia-se que a analisanda vivia uma oposição entre o princípio do prazer e o princípio de realidade. A imagem concreta de uma emoção prazerosa e não reconhecida pela consciência da analisanda pouco a pouco se achegava à consciência da mesma e aos poucos, de uma maneira mais controlada, mais estável, puderam ser reconhecidas como satisfações possíveis de serem vividas. Há aqueles que rejeitam e não aceitam trabalhar o barro, o que não me impede de mostrar-lhes em algumas sessões imagens de outros analisandos e na conversa sobre elas trabalhar as emoções projetadas e nos achegarmos a nível de processo secundário. A partir dessas conversas muitos acabaram se encontrando no manuseio do barro. Outros nunca o fizeram, o que não os impediu de encontrar uma saída para o drama que viviam, mas não resta a menor dúvida que teria sido muito mais dinâmica e criativa se a via fosse através do contato com a terra.

Voltando ao que falava acima, o trabalho com o barro leva sempre a uma situação de processo primário, permitindo paradoxalmente um certo pensar fora da consciência de um "eu penso", no domínio do próprio inconsciente. E quando pensamento e "princípio do prazer" se tornam uma possibilidade, a identidade do pensamento é resgatada em sua origem e preservada em sua essência. O "princípio da realidade" que, segundo Freud, é funcional através do processo secundário, quando em presença do Objeto Material viabiliza o paradoxo existencial — o de pensar onde não penso. E clara e objetivamente percebemos momentos de rara beleza quando o analisando e mesmo o analista se percebem conscientes das formas que o barro insinua, das que eles (analista e analisando) insinuam no barro e que tudo isso flui como numa linguagem estrutural em que as possíveis produções alucinatórias são vividas sem serem abolidas e sem alucinar a psique desordenadamente. Assim, "princípio de prazer" e "princípio de realidade" coexistem na real imagem surgida no barro. Algo relacionado a uma auto-regulação a nível da energia psíquica viabiliza uma constância a nível emocional. E o reaparecimento da percepção originária que se tornou adversa ao mundo por ter sido conduzida por caminhos tortuosos fruto de uma catexia desprovida da força da matéria mesma, reintroduz a própria realidade psíquica no caminho do desejo, da realização do desejo.

Voltando a Rodrigo nas sessões livres, ele sempre fizera mulheres. Seu prazer era enorme ao fazer dorsos de mulheres bailarinas. Comecei junto com ele a criar figuras femininas no barro e de certa forma cheguei a criar algumas peças. Acredito que o dom artístico de Rodrigo, a criatividade de sua *anima* estava de certa forma despertando-me para a arte. Talvez fosse o encontro de minha *anima* com a dele. Estava claro para mim o quanto a relação é possível ser articulada de forma dinâmica no barro e quanto a energia perpassa o elemento material circulando na relação triádica "analista-objeto material-analisando". Uma conjunção de forças da alma feminina desse menino punha-se em movimento e uma energia nova se impunha a cada sessão. Via-se o prazer em seu rosto ao moldar tais mulheres. Sabia que Rodrigo continuava a ter contato com o barro em sua casa. Não tenho muitas dessas imagens porque a maioria ele quis levar para casa para continuar o trabalho; soube por ele que algumas se partiram quando tentou levá-las ao forno em casa, o que o frustrara um pouco. Entretanto, nada o impediria de continuar a pescar sua *anima,* a puxá-la para fora e realizar uma correta *unio mentalis*. As sessões prosseguiam nesse incessante e espontâneo encontro com a *anima*. Meu sentimento inconsciente (intuição) era de que nada deveria ser mudado. A sessão já se tornara um espaço de diálogo onde Rodrigo me falava que adquirira outros amigos, suas notas haviam melhorado um pouco, embora o seu pai continuasse a achá-lo sem vida e a preferir a irmã a ele. Sentia-se profundamente rejeitado pelo pai. Tive um encontro com os pais em sua presença e o pai confirmaria o que sentira. Disse-me que Rodrigo não melhorara nada, que a análise não lhe estava valendo. A mãe interrompeu afirmando que discordava pois os professores lhe tinham dito que o menino estava mais enturmado com os garotos e mais atento. Rodrigo ficara mudo na presença dos pais. Embora algumas vezes tivesse lhe perguntado sobre sua opinião, contentava-se em expressar no rosto a idéia de que o que falavam dele nem ele mesmo sabia se correspondia à verdade mesma. Muitas vezes me dava a impressão de que se achava distante da conversa; ao mesmo tempo, escutava com o coração todo aquele comentário a respeito de sua passividade e incapacidade de levar o colégio e a vida adiante. Procurei fazer compreender ao pai que Rodrigo talvez fosse uma pessoa diferente do que ele esperava como filho. Que Rodrigo era inteligente e tinha seus interesses e que ele tentasse olhá-lo de maneira mais espontânea. Mostrei-lhe uma das peças de Rodrigo, sabia que poderia mostrá-la sem que o menino se sentisse exposto. Havia algo de artístico que se fazia notar em Rodrigo e o pai dele deveria tomar contato com isso. Os pais se emocionaram e verbalizaram junto de Rodrigo que realmente o menino sempre tivera um gosto mais apurado no que diz respeito ao belo, à arte em geral. Depois dessa sessão, não tivemos outros encontros familiares no consultório (encaminhei-os para um acompanhamento de pais); mas, ao falar algum tempo depois com o pai de Rodrigo, ele me pareceu mais alegre e esperançoso com o filho.

As sessões continuavam no mesmo ritmo, ou seja, Rodrigo entregando-se a viver a sua *anima* no barro enquanto por alguns momentos conversávamos sobre o que vinha acontecendo no seu dia-a-dia. A diferença de humor ia cada vez mais se acentuando. Aos poucos Rodrigo se tornava cada vez mais falante. Numa sessão sensibilizei-o de novo e pedi-lhe um rosto e ele fez sua primeira máscara (a figura n? 5 do Apêndice traz em seqüência da esquerda para direita as máscaras feitas por Rodrigo em épocas e situações diversas. A máscara à qual me refiro agora é a primeira da foto à esquerda.) Na sessão seguinte Rodrigo trouxe-me o sonho: "Sonhei que estava numa casa em chamas, o fogo tomava toda a casa e eu dentro, lancei meu braço para fora do fogo, estava cheio de aflição quando vi que uma mão se estendia para mim de fora das chamas, segurei-a com firmeza. Quando olho, a pessoa que vejo sou eu mesmo." Conversamos muito sobre o sonho e nesse dia ele fez uma mulher sereia (figura n? 9 do Apêndice). Tudo era muito significativo. A seguir Rodrigo fizera uma máscara com um cigarro saindo da boca, mas logo em seguida desmanchou. Pela primeira vez Rodrigo ousava evidenciar algo de fálico em seus trabalhos no barro. Venho observando que é comum nas crianças e adolescentes fazerem máscaras em que algo de fálico aparece; ora é uma língua que salta, ora uma ponta que sai do olho, ora um cachimbo que sai da boca, etc. (fig. n? 7). Até então não havia aparecido nada nesse sentido no caso de Rodrigo. Nessa época ele tivera um sonho em que via cobras saindo da terra, mais tarde ele faria uma das bailarinas com uma cobra envolta no pescoço. Observei que estas imagens, quando se repetem incessantemente, coincidem com momentos em que o analisando está em plena atividade psíquica, que a energia, a libido, de certa forma começou a desprender-se e a fluir de maneira a dinamizar a personalidade do analisando. Nesse momento se torna necessária uma vigilância maior por parte do analista no sentido de compreender e fazer compreender ao analisando todo material que se solta dos complexos e vem à tona em busca da libertação. Se as imagens internas vierem em excesso, significa algo que está inflando o psiquismo do analisando, o que pode desnorteá-lo. É o fogo não domesticado, provocador de pânico, desnorteador, figurando muitas vezes como uma grosseria sexual.

No caso de Rodrigo, em função de sua própria intimidade com o barro, tudo fluía sem grandes arroubos patológicos, pelo contrário, o menino vivenciava no consultório uma união de amor com o Si-mesmo na medida em que acontecia a integração com sua *anima*. Constatei nesse caso, claramente, a *coniunctio* acontecendo no barro. Ao entender-se com a *anima* ela integra-se positivamente à personalidade total do indivíduo e uma nova atitude surge. No caso de Rodrigo, a análise vinha libertando-o aos poucos da nigredo que uma *anima* negativa começava-lhe a impor, destruindo-lhe a alegria natural de sua idade. No encontro com o barro e a reflexão no consultório, a natureza pôde escutar seu choro e do abismo, das profundezas da terra, a *anima* ergueu-se para que todos pudessem vê-la e ouvi-la (fig. 10 — imagem do meio). As imagens primitivas orientaram as tendências psicológicas do menino e, subitamente, do interesse que não tinha, surgia um interesse pela imagem preferida. Na medida em que a atitude rígida do seu pai era suavizada no consultório, a fraqueza, o medo, o susto davam lugar a um sentimento profundo de compreensão que lhe possibilitaria sobreviver ao fogo e no fogo amaciar aquelas partes endurecidas da personalidade e vir a solidificar — na medida em que conjugava os opostos "masculino" e "feminino" — o núcleo da personalidade, o Si-mesmo. A *circulatio* através dos diferentes elementos (da terra em água, da água em ar, do ar em fogo e do fogo em terra) iniciava Rodrigo no caminho do que os alquimistas chamaram de *albedo*. A consciência de Rodrigo aderira ao Objeto Material e aos poucos desprendia-o dos encadeamentos externos e internos, ensinando-o a desapegar-se de acontecimentos que o fazem sofrer e mesmo dos que lhe causam felicidade. Esses acontecimentos são para o analisando, de maneira geral, o advento e nascimento de um novo caminho para a personalidade superior que aflora e o coloca acima dos elementos em fúria, do desespero ou ataque destrutivo de uma *anima* ou *animus* negativos. Embora Rodrigo ainda seja uma criança, nada impediria que sofresse uma derrota frente a uma emoção destrutiva; o que também não o impede de encontrar uma saída que signifique o fim de uma divisão que certamente comprometeria sua individuação. O fogo, a emoção têm seus efeitos no inconsciente. O fogo "é o elemento que anima tudo, ao qual tudo deve sua existência; e que, princípio de vida e de morte, do ser e do não ser, age por si e contém em si a força do agir."[71]

A emoção que dorme na alma humana é a mesma que seguramente encontrará no ventre do barro um fogo oculto e invisível que impede o barro de ser uma vagina fria. Assim, o barro oferece-se à necessidade de penetrar, ele seduz através do calor íntimo que possui e nos convida a uma astrologia às avessas quando o percorremos como engenheiros de minas, atendendo ao seu apelo subterrâneo. A vontade originária do centro (Si-mesmo) ativa o "fogo do fogo dos fogos ocultos" e uma centelha desse calor hermafrodita proveniente da água masculina e do fogo feminino do barro investe pelo exterior e as coisas acontecem por dentro e por fora. O interior revela-se ao exterior e vice-versa, fazendo-nos sentir como aquele que trabalha em minas, no interior da terra, o seio materno quente que nos excita a percorrê-la como uma criança inconsciente. Dissolve-se a terra no devaneio do fogo e segue em busca do fogo oculto do forno, encerrado no forno e que reforça dando firmeza e consistência. O forno aqui é tudo o que envolve o *setting* analítico; é o próprio consultório em toda sua extensão humana e concreta. No barro e no forno, o calor e o frio são unidos, tornando-se um só. Assim, o fogo é esfriado por seu fogo interno uma vez que só o fogo extingue o fogo. Isso no indivíduo nos leva à noção psicológica de que quando o analisando passa pelo fogo necessário à transformação de sua personalidade, o sofrimento, a dor que se apresenta ao processo não deve ser evitado uma vez que no processo de individuação, no próprio cotidiano da vida, tem-se de arder na emoção até que esmoreça o fogo. Que o impuro da personalidade seja consumido e lhe sejam indica-

---

71. Bachelard, G., *A Psicanálise do Fogo*. Portugal, Est. Cor, Sarl, 1972, p. 128.

das pelo *self* as novas variações pelas quais a mente deva encaminhar-se em busca da nova síntese. "Todos os complexos relacionados com o fogo são complexos dolorosos, complexos a um tempo nevrosantes e poetizantes, complexos reversíveis: podemos achar o paraíso no seu movimento ou no seu repouso, na chama ou na cinza."[72]

No momento que se segue já nos sentimos na dimensão maior da dialética da transformação, o fogo da matéria se solidariza com o fogo das paixões. "Sentar-se no inferno e aí assar é o que produz a pedra filosofal"[73]; este é o momento do forno, o momento do discernimento maior e necessário. Queimar-se no fogo, na expectativa do que possa vir acontecer. Quando criamos uma peça de barro na qual houve um encontro de amor e a levamos para o fogo maior do forno, nunca sabemos com precisão absoluta qual será a reação da matéria. Esse é um momento de grande emoção. Psicologicamente tal momento é pura emoção. É o momento do fogo da emoção e, no homem, só há vida onde há emoção. Quando desordenado, o fogo eleva a temperatura do forno e tudo pode acontecer — inclusive, a peça poderá explodir.

Em alquimia, a água de fogo é que destrói a serpente mercurial; ela devora a si mesma em água de fogo. Psicologicamente isso significa a destruição da emoção que destrói, a derrota da destruição dos mil demônios apaixonados que investem contra o amor, contra a sabedoria que deve ser solidificada sobre uma rocha inabalável; o que não significaria tornar-se rígido uma vez que dessa rocha é que fluiria a água da vida. A rigidez psicológica segue outro caminho. O caminho da pedra filosofal vem se solidificando a partir da água de fogo e atinge seu auge quando no forno a matéria incandesce e amolece o que fora petrificado, para depois firmar-se no mole límpido dos cristais.

No consultório passamos (analista e analisando) por todas essas etapas e não há como entender o analista neutro, a não ser se essa neutralidade falada for revestida da sabedoria do silêncio criativo que a própria matéria muitas vezes nos impõe. Fora disso o analista é parte ativa nesse processo. E seu consultório deve-se abrir sempre mais no sentido de vir a ser o forno eficaz e capaz de "cozinhar" o analisando a fim de que ele encontre a necessária consistência para agüentar os embates que a vida lhe trouxer, dinamizando-se como pessoa individuada. O consultório deve oferecer, dentro do possível, os meios necessários para que possa atender ao analisando de maneira integral. No caso do analista trabalhar com o barro, o ideal

---

72. *Op. cit.*, p. 191
73. Von Frans, M.L., *Alquimia*. São Paulo, Cultrix, 1985, p. 223.

seria que todo o processo que implica fazer uma peça, uma máscara, seja acompanhado até o forno. Um forno construído no espaço em que o analista trabalha, o que não é de todo impossível, e que daria uma dimensão de realidade tão grande ao *setting* analítico que a questão psicológica entre imaginário e real seria de tal forma vivenciada que ultrapassaria o espaço circunscrito da linguagem pura. A linguagem interpretativa ganharia cor e sabor quando no "aqui e agora" de uma sessão todos os nossos sentidos e nosso próprio corpo se movimentassem em busca do que o fantasioso insinua. Viveríamos o sonho acordado e a perplexidade da emoção que isso nos traz nos liberta do devaneio do sem limite para nos integrar no cotidiano das formas do desejo. Acompanhar com o analisando todo o processo de construção de uma peça no barro, relacionar as projeções de seu imaginário com a estrutura do objeto por ele criado, ou melhor, construído com as implicações psicológicas de sua psique e ainda presenciar o efeito que isso terá no fogo concreto de um forno, é de profundo efeito libertador. Sofrer a dor da transformação num forno real é algo que se sobrepõe à energia destrutiva das paixões; sobrevirá uma "sublimação dialética" que impedirá a clivagem psíquica. O barro como Objeto Material serve de intermediário entre o analista e o analisando, em função da realidade exterior. A possibilidade de duas atitudes diversas da psique para com "o de fora" corresponde a uma clivagem no seio do ego e induz a atitudes diversas, independentes e que contrariam a exigência pulsional. "Uma tem em conta a realidade, a outra nega a realidade em causa e coloca em seu lugar um produto do desejo."[74] Assim o barro possibilita ao analista e analisando construírem um sistema simbólico, estabelecendo uma nova função imaginária. Tal função determina, num certo nível, uma ordem de coordenação mais ampla, quando identifica, no concreto da imagem construída no barro, o objeto do desejo partido, para depois lhe dar um lugar na constelação simbólica que nasce do significante originário da subjetividade do sujeito mesmo. De início será difícil para o analisando acreditar nessa nova realidade, de relacionar a sua imagem clivada com o seu corpo novo de imagens que concretizou no barro, que lhe é ainda estranho, mas que verdadeiramente é ele mesmo. Embora não se compreendendo bem nesse novo agir em imagens, aos poucos o analisando se surpreenderá na dúvida de que possa ser "o outro" que se impõe a ele ávido de reconhecimento.

"Existe um prazer da rigidez no fundo do prazer da cultura"; "é por ser alegre que o recalcamento bem feito se torna dinâmico

---

74. Laplanche, *op.cit.*, p.101.

e útil"[75] Como já foi dito em outros momentos desse nosso trabalho, essa rigidez e esse recalcamento necessários, só através da sublimação que acontece no processo dialético da análise, se torna algo não rígido no sentido de endurecer-se, petrificar-se em neuroses ou implodir numa psicose. O que se busca quando pensamos em termos de desenvolver o homem como indivíduo é aproximar-se do "hai que endurezerse pero sin perder la ternura jamás" de Che Guevara.

Trata-se de um processo de "desmumificar-se". De ir em busca do sorriso original e que jaz mumificado no interior da psique (vide figura nº 5, primeiro rosto à direita). É encontrar no barro a solidez da pedra filosofal, a forma inspirada pelo meu ser na possibilidade de solidez do barro, sem querer forçar a *coniunctio*. Se forem além da medida, com um calor que exceda (ou falte) os limites da psique, recalque e rigidez comprometerão muitas vezes e de maneira radical, as cadeias associativas que formam os "nós" significantes que norteiam com uma certa proporção a seqüência possível do inconsciente. A quentura desse recalque ou a operação de recalcamento nos remete à questão do "forno" e "fogo" que "traz ainda o calor dos instintos primitivos"[76] e nos joga numa nova forma de pensar os conceitos em psicologia onde "o conhecimento do fogo é um verdadeiro problema de estrutura psicológica"[77]. No fogo é que pouco a pouco nos daremos conta do que possa ser um recalcamento normal fruto "do pensamento atento, refletido e abstrato". Assim, analista e analisando caminharão no calor exato da relação no *setting* analítico em busca do universal humano e desejoso em "integrar as leis morais nas leis psicológicas". Só então "o fogo que nos queimava passa a iluminar-nos. A paixão reencontrada transforma-se em paixão desejada. O amor torna-se família. O fogo passa a ser o lar". [78]

Rodrigo continua em tratamento. Vivendo no momento um espaço maior de criação. Solidificar momentos profundos do seu ser no barro já faz parte da sessão analítica. Surgem novos rostos por traz de novas máscaras, antigas máscaras e o seu ser vai sedimentando-se no diálogo profundamente sentido pela *anima*; uma vez que já a tem um pouco mais na intimidade de suas mãos. Soube que passou direto nos exames escolares. A alta no consultório surgirá espontaneamente. Como ele é muito novo, talvez volte; como outros voltaram — quando a vida lhes impunha uma nova adversidade.

---

75. Bachelard, *op.cit.*, p.172
76. *Op. cit.*, p. 174.
77. *Op. cit.*, p. 175.
78. *Op. cit.*, p. 173.

CONCLUSÕES

"A máscara não dissimula, revela" [79]

Se o presente trabalho pudesse ser uma poesia em que o universo e o segredo da alma, como uma metafísica instantânea, se tornam ao mesmo tempo Ser e Objeto, eu simplesmente diagramaria minha experiência, nossa experiência e, na dialética dos pesares e das alegrias, coordenaria as metáforas vividas e na simetria própria dos poemas indicaria o essencial, no qual, o disperso, o desunido encontra os elementos do tempo que não tem medida para depois produzir seu instante, ou melhor, criar o seu instante de verso em verso, de máscara em máscara, de rosto em rosto, numa fenomenologia viva, ressonante, possuída do Si-mesmo e no barro. "A relação entre a imagem poética nova e o arquétipo que dorme no fundo do inconsciente não é causal. É uma relação de ressonância: a explosão de uma imagem repercute de eco em eco nas profundezas do inconsciente impessoal que condiciona a comunicação poética." [80] A um filósofo que se propõe analisar e ao analista que se popõe filosofar, acontece o poeta que no movimento do ser, no "arquétipo da ressonância", encontrará a finura do ritmo que cresce e diminui, abre-se e fecha-se, segue suavemente ao fundo para num ímpeto de sabedoria e simplicidade conquistar nos acidentes da forma a imagem, o Devir do Ser que já não suporta mais dispersar-se.

---

79. Augras, M., *O Ser da Compreensão*. Petrópolis, Vozes, 1978, p. 63.
80. Quillet, *Op. cit.*, p. 101.

Nessa imensidão o ser vai ao encontro de sua real substância na *Weltanschauung* que nasce de devaneios do "sem limite" do ser; lugar dos movimentos íntimos, o centro da noite e do dia, o sono profundo, o pó, o barro existencial. "Au fond de la matière pousse une végétation obscure; dans la nuit de la matière fleurissent des fleurs noires. Elles ont déjà leur velours et la formule de leur parfum."[81] Quando o fogo do exterior abandonou o homem, do fogo interior uma nova natureza surgiu. Do barro eterno irradiou a imaginação fugaz do devenir de firmeza e da noite negra da psique se desdobrou uma luz inteiramente nova e o ser em arte cumpre o seu dever. As mãos então fazem promessas a si mesmas e, tateando em sonhos, buscam na região dos espaços virtuais o sono que lhes valeu o sopro de vida e que as fez pela primeira vez insinuar-se em um rosto. "Que peut bien être l'être d'un rêveur qui, au fond de sa nuit, croit vivre encore, qui croit être encore l'être des simulacres de vie? Il se trompe sur son être celui qui perd de l'être. Déjà dans la vie claire, le sujet du verbe tromper est difficile à stabiliser. Dans le rêve abyssal n'y a-t-il pas des nuits où le rêveur se trompe d'abîmes? Descend-il en lui-même? Va-t-il au-delà de lui-même?[82] Sim, ao habitar esse rosto ele ousou pensar e a querer traduzir-se: "Uma parte de mim é todo mundo: outra parte é ninguém: fundo sem fundo. Uma parte de mim é multidão: outra parte estranheza e solidão."[83]

Ao compreender um pouco mais a imagem vivida o homem admitia a solidão: "a noite de minha solidão é a noite de minha solidão. Tão-só que nem a mim agita mais". Mas no esforço em compor o seu rosto segue o homem o vôo onírico, incessante e confuso, em ondulações íntimas, transformadoras para acabar por sucumbir à comédia, ao drama de sonhos que nascem e morrem ou num agitado lamento cristalizam-se no cotidiano das máscaras. O artifício enganoso, as ambigüidades do dia-a-dia, o efêmero, o terror, o riso, o assustador e o burlesco. Tudo isso é um pretexto que nosso ser usa na tentativa de conferir o direito de existir a nosso duplo, alimentando através dessa perpétua alquimia o desvelar-se à luz de uma dialética das máscaras, que tem no rosto a nova síntese. "Esse ser novo

---

81. "No fundo da matéria nasce uma vegetação obscura; na noite da matéria florescem flores negras. Já se encontra nelas a suavidade e a fórmula do próprio perfume." Bachelard, G., *L'eau et les rêves*. Paris, J. Corti, 1942, p.3.
82. "Que pode mesmo ser o ser de um homem que, no fundo de sua noite, acredita ainda estar vivendo, que acredita ainda ser o ser dos simulacros de vida? Engana-se sobre seu ser aquele que perde o ser. Já na vida acordada o sujeito do verbo enganar é difícil de se estabilizar. No sonho abissal, não haverá noites em que o sonhador se engana de abismo? Afundará em si mesmo?" Bachelard, G., *La Poétique de la Rêverie*. Paris, Press. Univ. de France, 1968, p. 128.
83. Gullar, F., *Toda Poesia*. Rio de Janeiro, José Olympio Editora, 1987, p. 437.

é o homem feliz." A máscara revela e esconde o que o ser possui de alienado, talvez para não nos inserirmos de vez no delírio e na vertigem. Em partes, essa vontade de ser segue seu curso e faz o poeta sentir que é assim:

Uma parte de mim
pesa, pondera: outra parte
delira.

Uma parte de mim
almoça e janta:
outra parte
se espanta.

Uma parte de mim
é permanente:
outra parte
se sabe de repente.

Uma parte de mim
é só vertigem:
outra parte,
linguagem.

Traduzir uma parte
na outra parte
— que é uma questão
de vida ou morte —
será arte?[84]

Nesses devenires em contrários a plasticidade do ser articula a imagem em busca do corpo, da fala e a máscara vem agitar o problema da verdade, da individuação. O narcisismo que contempla sua possibilidade de mentira na máscara de barro é o mesmo que possibilita a sinceridade na loucura.

Daí a necessidade de "pesar e ponderar" que é a mesma de discriminar-se. O dissimular-se na própria alienação nos mostra o caráter positivo da loucura quando existe um certo desdobramento da consciência que tudo vê e tudo sabe. A necessidade de fingir-se louco contracena com a parte de mim que "almoça e janta", "pesa e pondera" e "se sabe de repente". O artifício da máscara nos ativa e nos insere na dialética da dissimulação e sinceridade, da discriminação e indiscriminação, de consciência e inconsciência; essa dualidade que insiste em ser dialética sem abandonar a vontade de impassibilidade do presente. Na belíssima introdução do livro de Georges

---

84. *Op. cit.*, p. 437 e 438.

Buraud *Les Masques* ele nos diz: "Cette dualité mystérieuse est une des raisons d'être du masque. Elle le fait naître. Et il la crée, à son tour. Par ce mélange de vérité et de mensonge, de sincérité et d'illusion diabolique qui est son âme, le masque polarise l'énergie et, entre ces deux pôles contraires, celle-ci se tend, s'élève à une hauteur exaltante et parvient à une plénitude inconnue."[85]

Traduzir-se em máscaras é desnudar-se frente ao espelho do barro inicial. "...des matières sans doute réelles, mais inconsistantes et mobiles, demandaient à être imaginées en profondeur, dans une intimité de la substance et de la force."[86] A matéria nos revela por inteiro, desnuda nossa franqueza, arranca em nós a coragem de ser humano. A dialética do existir reencontra seu eixo na fenomenologia natural do "retorno ao pó" — "viemos do barro da terra e a ele retornaremos". A imaginação criadora perdeu-se na noite dos espelhos e encontrou-se simulando-se e dissimulando-se na máscara de barro. O sopro de vida é que pontua o momento do ser no barro e instaura o espaço único, o espaço da intimidade profunda que possibilita romper amolecendo no fogo a máscara do desejo; de forma a guardar a unidade do rosto que surge das cinzas. Nesse momento de ruptura do rosto em máscara e da máscara em rosto desvela-se a farsa encerrada no âmago da existência, e revelar em dor a farsa necessária à construção de nós mesmos, pode significar, nessa hora, uma violência com a verdade que habita em nós.

Abismar-se na região das máscaras virtuais é penetrar no mundo e "o mundo é redondo em torno do ser redondo".[87] A fantasia cósmica nos revela que o mundo é de uma redondeza dialética, mandálica, onde o devir em suas mil formas anseia pelas perfeições do ser geométrico da esfera, não da esfera vazia do geômetra, mas de uma redondeza plena de movimento e sentido que propaga unidade e calma. O movimento do ser redondo (*Dasein ist rund*) se eleva para além da inércia, onde o peso e a vibração da vida seguem a flor alquímica em suas sete fases de transformação, numa região de mandalas onde o pensar movimento já se tornou dialética. O mover-se de certo modo acompanha o gestual do riacho e a pessoa se liga ao Si-mesmo

---

85. "Esta dualidade misteriosa é uma das razões de ser da máscara. Ela a faz nascer. E a cria, por sua vez. Por esta mistura de verdade e mentira, de sinceridade e de ilusão diabólica que é sua alma, a máscara polariza a energia e, entre estes dois pólos contrários, ela se amplia, se eleva a uma altura exaltante atingindo a uma plenitude desconhecida." Bachelard, G., *La Terre et les Rêveries de la Volonté*. Paris, J. Corti, 1948, p. 12.
86. "...matérias sem dúvida reais, mas inconsistentes e móveis, pediam para que fossem profundamente imaginadas, numa intimidade da substância e da força. *Op. cit.*, p. 2.
87. Bachelard, G., *A Filosofia do Não; O Novo Espírito Científico; A Poética do Espaço*. — Col. Os Pensadores, São Paulo, Abril, 1984, p. 354.

porque penetrou em todas as situações da vida. E o viver pergunta ao Si-mesmo: esse certo modo redondo e dialético do ser mover-se, que é uma questão de vida e morte, será arte? Buscar um novo sentido, dinâmico sentido, dialético e cheio de energia, de fogo, um corpo de sentidos esquecidos pela estranheza de psicopatologias programadas em compêndios psiquiátricos de curto vôo, que brutalizaram e espetaram o ser numa parede de conceitos como se ele fora uma borboleta, que cultuaram a neurose e a psicose ao vê-las em si mesmas, alienadas do todo do indivíduo, psicopatologizada e encerrada numa visão preconceituosa sobre o ser do homem, um ser estático, imóvel, dos tempos de Parmênides. Restaurar o dinamismo perdido desse psiquismo doente; inaugurar um certo modo de analisar em consultório que seja mais eficaz e insista em querer revelar-se em dialética — será arte? Transformar a loucura em saúde através do uso do barro no consultório; vivenciar as máscaras que se formam a partir de rostos partidos dentro; compreender para libertar o materno que pesa sobre o analisando como pedras e cruzes; abrir o ventre e das entranhas de mães devoradoras e pais omissos resgatar em dor o que resta de vida do ser; reencontrar o espaço na cosmovisão que faz gerar possibilidades de materializar o indizível aprisionado numa linguagem que escraviza mais do que revela; ir em busca da nova fala que no hesitar da dualidade não impeça o traduzir-se, o retirar das máscaras em cada letra — será arte? É uma questão de vida e morte.

O processo analítico nesse trabalho quis significar um revelar desvelando-se em máscara, um despir-se de almas que vivem no âmago do ser o direito à atividade do dia *Ao analista exige-se a arte de saber compor o rosto necessário à metamorfose da verdade que nascerá do espírito e do coração do analisando.* Não a arte enquanto construção do objeto artístico, ou arteterapia, mas a arte primeira, a arte do devenir do ser, a arte de vivenciar na dialética das ressonâncias a marca do barro na carne, na nossa carne ou a marca da carne no barro. O irreal estrutura-se artesanalmente e a imaginação criadora de posse do elemento de origem vai em busca da objetividade, da cosmicidade desse nosso espelho energético que é a matéria. E no vaivém da plasticidade energética do barro, o reflexo do ser se faz notar e um impulso profundo, visceral, vence a hostilidade do real e o analisando em contato com o *macroantropós*, com o inconsciente da própria matéria na intimidade do seu mistério, vivencia o dinamismo primitivo da criatividade. "O dinamismo da criatividade cujas forças oníricas são a expressão inconsciente é de fonte cósmica."[88] O inconsciente é bem mais que o barro, mas não há dúvida

---

88. Quillet, P., *Introdução ao Pensamento de Bachelard*. Rio de Janeiro, Zahar, 1977, p. 138.

que o barro é o Objeto Material cultuado pelo inconsciente. Mais que qualquer outro objeto da natureza o barro é um *vivo*, eficaz, alegre, nodoso, tenso, espiritual, diabólico, plácido, vibrante, assustador, terrível, melancólico, malicioso, sensual. Quando na análise analista e analisando se voltam para o barro como Objeto Material, a análise deixa de ser um processo cansativo, inócuo, sem cor nem sabor e a dor necessária ao processo não inviabilizará a felicidade de se ver construindo como ser humano que somos.

Quando podemos reviver o indizível adormecido em nós, quando no barro fazemos máscaras, o desejo que o barro sugere no reino das imagens já prontas é tão grande, as formas tão numerosas, que sugerir uma máscara obriga a imaginação a se evadir das evasões excessivas da imensidão do ser e nascer do vento da terra, rompendo com a água do ventre e incandescendo-se em sonhos e devaneios. No fogo, nossos sentimentos e estranhezas a ele se expõem e numa espécie de fenomenologia interna nos livramos do excesso das imagens internas e simplesmente pelos elos e não elos de nosso imaginário, renascemos, quando do pó molhado retiramos a mascara única, fato da imaginação. O corpo do analisando se insinua, se apronta e ele constata no cotidicano de uma vida mais feliz e harmoniosa o sopro divino que o identifica com o barro. E mais do que nunca é preciso compreender que a tarefa do analista é a mesma do artista. Analisar é arte — e justamente é arte por ser uma questão de vida e morte:

> "Às vezes, pelas tardes, uma face
> nos observa do fundo de um espelho;
> A arte deve ser como esse espelho
> que nos revela nossa própria face." [89]

> "Et creusant de ma face
> une fosse à mon rêve,
> mordant la terre chaude
> oú poussent les lilas,
> j'attends,
> en m'abîmant,
> que mon ennui s'élève..." [90]

---

89. Borges, J. L., *O Fazedor*, São Paulo, Difel, 1984, p. 94.
90. "E com minha face cavando uma cova para meu sonho, mordendo a terra quente onde crescem os lilases, espero, vigilante, que meu tédio se dissipe..." Mallarmé, cit. por Bachelard, G., *O Direito de Sonhar*. São Paulo, Difel, 1985, p. 127.

Apêndice

A PRÁXIS ALQUÍMICA NO CONSULTÓRIO

Deixamos claro nesse nosso trabalho que o barro é a matéria-prima que inicia o analisando na busca da pedra filosofal. Uma sessão analítica que utilize o barro como elemento na relação tem o poder de transformar as sessões em verdadeiros encontros alquímicos, onde a criatividade do analisando e do analista se encontra e desliza por horas a fio, alcançando o ponto culminante no "casamento alquímico" que antecederá à alta do analisando. O sol alquímico se origina também da escuridão da terra, como se conclui da *Aurora Consurgens* 1, cap. XI, Paráb. 6: "Terra fecit Lunam... deinde ortus est sol... post tenebras quas possuisti ante ortum solis in ipsa [A terra fez a lua... então surgiu o Sol... depois das trevas que nela puseste antes do nascer do Sol]."[1]

No trato com o barro percebemos que somos inseridos no *Opus* (obra alquímica ou experimento). Algo de "religioso" nos invade e a energia criadora desprende-se da "função religiosa" de nossa psique e revestirá a sessão, o *setting* analítico, o trabalho terapêutico com algo de sagrado que reverterá em solidariedade, coragem, esperança, ou seja, de todas as virtudes indispensáveis à individuação. O *Opus* alquímico é considerado pelos alquimistas como um processo iniciado pela natureza, cabendo à consciência do homem o enge-

---

1. Jung, C. G., *Mysterium Coniunctionis*. Petrópolis, Vozes, 1985, p. 91.

nhoso esforço de vir completar tal curso. O barro abre espaço a essa iniciativa uma vez que o trabalho analítico tendo o barro como Objeto Material assemelha-se ao *Opus* alquímico. Há para os alquimistas algo de secreto na natureza do *Opus*. Da natureza secreta do barro percebe-se também um revelar e esconder. A concretude do barro desperta a psique de quem o manuseia e algo do próprio existencial do indivíduo acaba por revelar-se sem que agrida o seu silêncio, sem expor sua alma, seus medos. A revelação se dá no processo, o brilho cresce ao aproximar-se do centro da alma e só verão "aqueles que tiverem olhos para ver". Não se trata portanto de um "secreto" no sentido da palavra "segredo", mas antes de uma busca quase que exclusivamente individual no âmago da identidade, no profundo do ser, daquilo que em nós anseia por consciência. E algo se faz nascer para a consciência, algo de dentro que possibilitará o encontro com o mundo externo numa verdadeira *coniunctio*. Quando o espaço da consciência já se encontra virtualmente formado no mundo interno do analisando, a relação concreta com o mundo externo fluirá em arte. Assim, do encontro com o barro despontará um *ego* concreto que será, antes de tudo, fruto de um desejo deliberado do indivíduo. Trata-se da evolução da consciência milímetro por milímetro em ritmo de criação. Aqui podemos entrever claramente quando a consciência se torna imagem da arte e quanto também ela "esconde" de inconsciente. Um analisando meu, quando percebeu que ao juntar dois olhos, um nariz e uma boca, obedecendo às disposições simples das formas de seu rosto, lhe dava, no barro que manuseava, um novo rosto, um concreto rosto, viveu um grande momento de criação. A Gestalt que a máscara que criara lhe insinuava proporcionara-lhe um grande prazer, acompanhado do sentimento de solidez que lhe possibilitou mais tarde compreender e amenizar um forte complexo de inferioridade.

Cada analisando faz suas máscaras em tempos bem ordenados; horizontalmente ela obedece uma cadência de instantes que se unificam ao se sucederem; e, verticalmente, ela se faz de dentro para fora e de fora para dentro, num sentido de consciente para inconsciente e de inconsciente para consciente. A determinação de quais desses movimentos estão prevalecendo é difícil de especificar, mas, *grosso modo*, quando o analista sugere o rosto e dirige a sessão, algo se insinua de fora e deixa uma marca de consciência. Já na sessão livre, quando se faz máscaras de emoções ou um outro objeto qualquer como imagem de emoções, as emoções que afloram na maioria das vezes advêm do inconsciente profundo. Conforme a situação do paciente surgem máscaras advindas de complexos coletivos. Qualquer conquista no sentido de harmonização do analisando surge do entrelaçamento de atitudes dirigidas pelo analisando a partir da orientação do analista (consciente para inconsciente), ou da abertura para o livre acesso, à massa de conteúdo para além do inconsciente pessoal, no inconsciente coletivo — a livre expressão no barro. Nesse vaivém de atitudes, a cadência é dada pelo Si-mesmo, que situa o ego do analisando e do analista no real desejável.

As sessões com o barro

O barro é inserido no processo terapêutico em situações bem definidas. Ora ele é apresentado com liberdade de expressão — livre expressão; ora com a diretividade do analista — expressão conduzida. É importante frisar que ao analista cabe manusear o barro juntamente com o analisando. Na sessão em que a expressão é conduzida (no caso de se fazer a máscara de barro), o analista estaria com a mão na massa, mas sua atenção estaria voltada para o analisando o tempo todo, ajudando-o se necessário (arranjar-lhe mais barro, papel, etc.). É importantíssimo não tocar na máscara que o analisando faz ou mesmo quando está construindo objetos ou simplesmente manuseando o barro na livre expressão. O toque só é benéfico quando o analisando dá por terminada a sua obra ou quando o analista sente ser necessária uma participação mais ativa junto ao analisando. Como vemos, nessa forma de trabalhar o analista participa criando junto com o analisando. A partir do barro muitos jogos de relações podem vir a ser criados pelo analista ou pelo analisando. Na "expressão conduzida" pelo analista apenas máscaras são construídas e guardadas, o analisando não as levaria para casa. A máscara fica como símbolo de cada momento do analisando. A livre expressão oferece possibilidades infindas para que analisando e analista criem em função da melhora do analisando como também para descoberta de formas terapêuticas concretas no sentido de vir a encontrar as imagens que há por trás das emoções, dar-lhes formas e consciência. Quando iniciamos uma sessão de construção de máscaras (sessão conduzida — consciente para inconsciente) ou quando for a primeira sessão livre (livre expressão — inconsciente para consciente); a máscara de barro feita então pelo analisando é guardada juntamente com as de outros analisandos (vide a figura n? 12). Elas servirão para uma compreensão melhor do processo analítico, do tratamento. Quanto à sessão de máscaras, de tempos em tempos uma nova sessão é pedida ao analisando e posteriormente analisada por ambos. Aos poucos vai se fazendo uma série dessas máscaras no decorrer da análise, sempre a partir da intuição do analista ou mesmo da necessidade ou do desejo do analisando, mas quase sempre em momentos em que o analisando esteja vivenciando uma grande emoção ou forte emoção. Aos poucos vai se formando uma série de máscaras e objetos diferentes nas diversas etapas da análise. Tais objetos oferecem, além de possibilidades criativas de diálogo, uma história do processo terapêutico, uma linha mestra no processo analítico. Faz-se importante frisar que uma vez que o sujeito do trabalho analítico é o analisando, nesse sentido, toda e qualquer descoberta a partir da relação necessariamente passará por ele. O analisando é o centro da verdade que se desenrola e nada justificaria ocultar-lhe aquilo que seu ser anseia por saber. O barro oferecerá um universo imenso ao diálogo, tanto a nível verbal como a nível do objeto criado. Por ser profundamente rico como elemento propiciador de vínculo terapêutico é preciso estar atento à atmosfera que desperta e ao conteúdo que faz emergir no espaço da análise. Muitas vezes o barro desperta um silêncio profundo e criativo na sessão. Esses momentos de paz e tranqüilidade de que é revestida a sessão trazem grandes benefícios no relacionamento analista-analisando. São momentos profundamente criativos e gratificantes que podem reverter em objetos acesos do fogo da criação, da saúde. Aqui analisando e analista se encontram ao mesmo nível de relação, centrados e imbuídos de criatividade. No barro ambos se põem a criar livremente. É o momento da arte maior, da *coniunctio*. Muitas vezes esses momentos aparecem mesmo em situação caótica do analisando e é essa experiência que fará o analisando vivenciar a possibilidade de algo coerente, produtivo e fecundo em seu ser.

O significado de algumas imagens de barro surgidas em consultório

No processo que a psique instaura, quando as cadeias associativas que compõem o "eixo Eu-Si-mesmo" encontram no mundo exterior uma matéria-prima que, sem arrasar ou desmantelar o desejo interno, permite ao conteúdo latente a correspondência perfeita da imagem da personalidade consciente, então, a expressão essencial do objeto adquire um caráter pessoal, uma representação concreta. No objeto ficará a fundação, o testemunho dos estados afetivos e até mesmo das forças psíquicas que atuaram unindo opostos e criando imagens concretas de formulações intuitivas que precisam inteirar-se do fenômeno global da consciência. O significado dessas imagens, dessas máscaras de barro que este livro apresenta, do ponto de vista teórico, encerra algo mais que uma simples interpretação psicológica poderia apresentar; o fenômeno em si que elas representam, fala

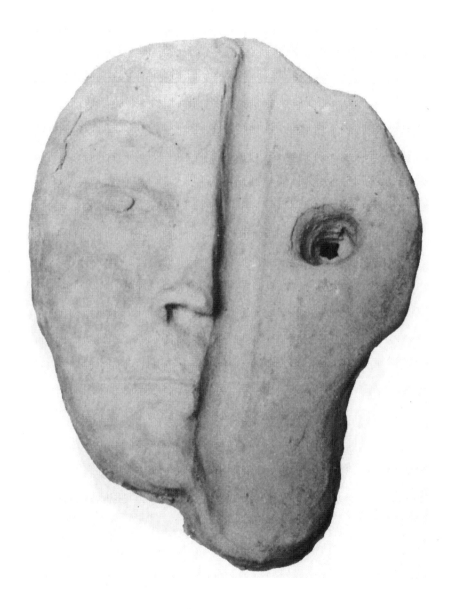

Figura n.º 1

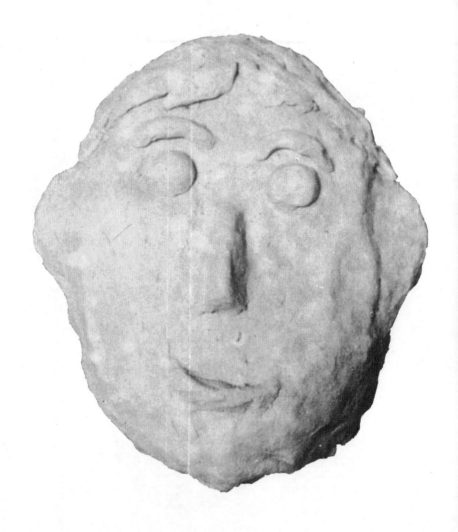

Figura n.º 1a

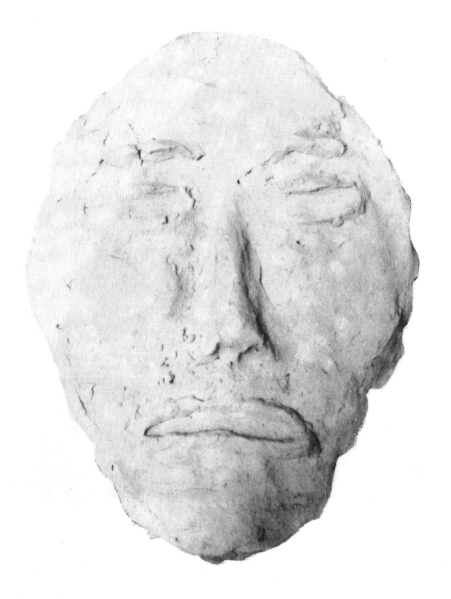

Figura n.º 1b

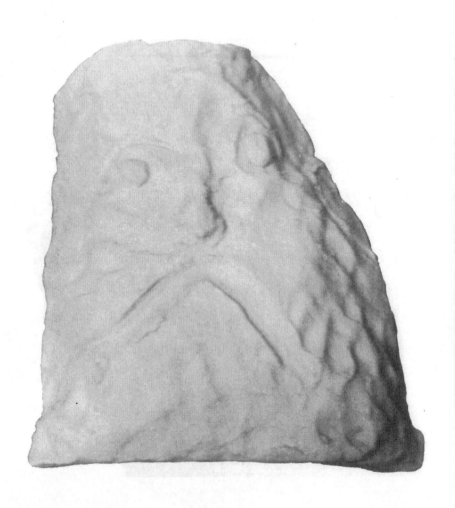

Figura n.º 1c

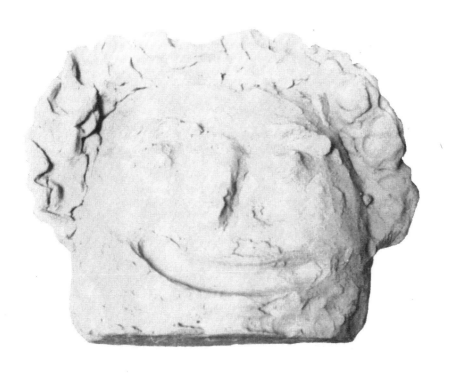

Figura n.º 1d

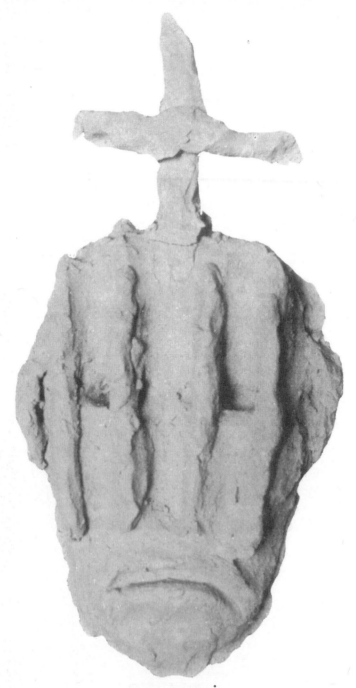

Figura n.º 1e

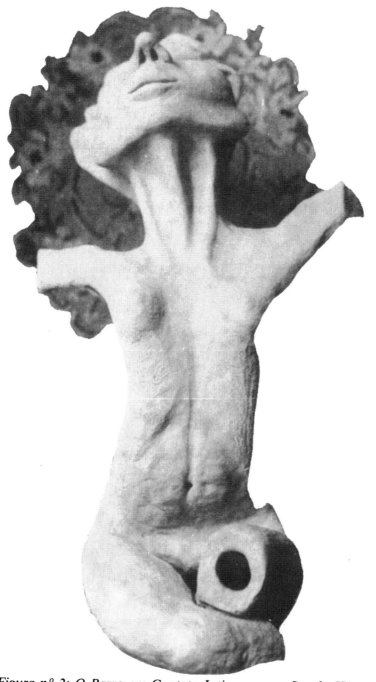

Figura n.º 2: O Barro em Contato Íntimo com o Ser do Homem.

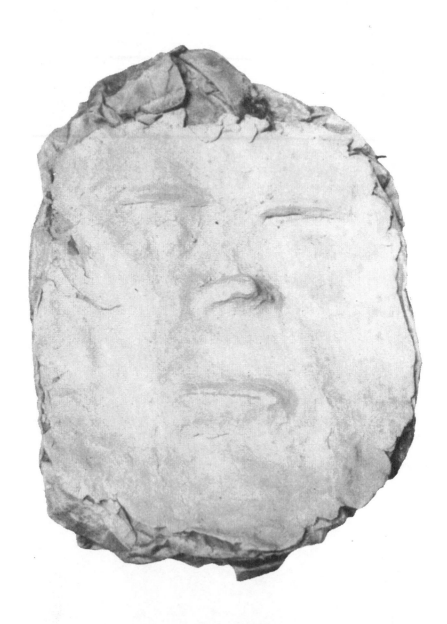

Figura n.º 3: Um Rosto na Máscara anuncia o existir no devaneio do sem limite.

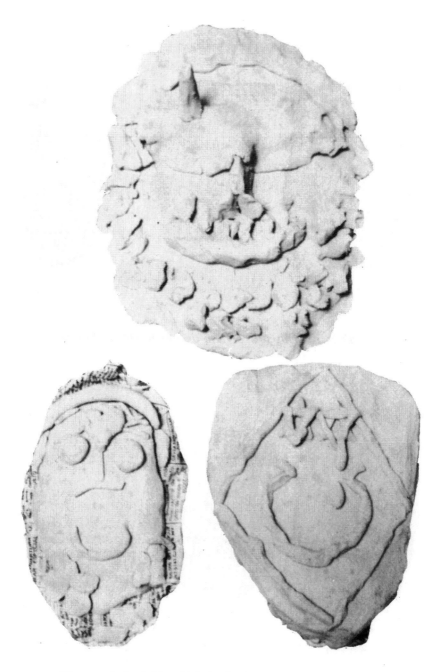

Figura n.º 4: A Fragilidade do Rosto que se procura.

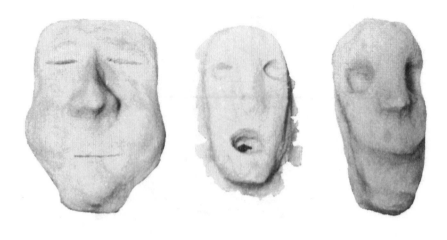

Figura n.º 5: As Máscaras Falam de um Rosto de Emoções.

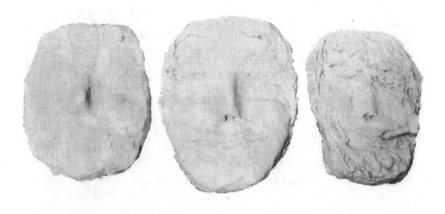

Figura n.º 6: O Acordar Lento e Gradual na Simplicidade de Pedro.

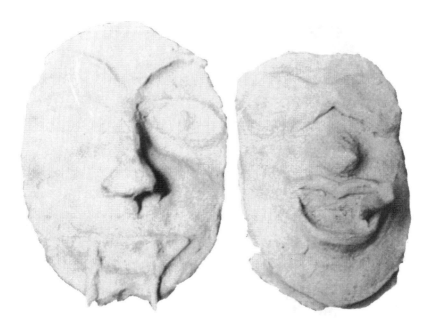

Figura n.º 7: O Grito Fálico do Barro.

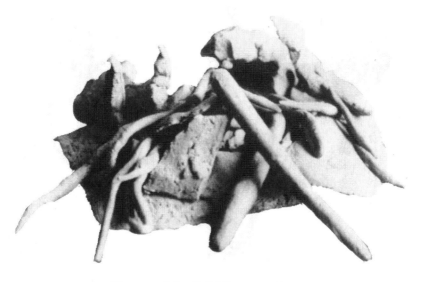

Figura n.º 8: O Diálogo no Barro.

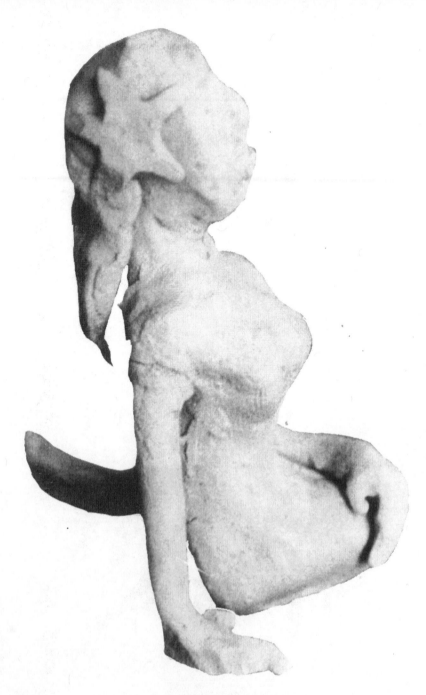

Figura n.º 9

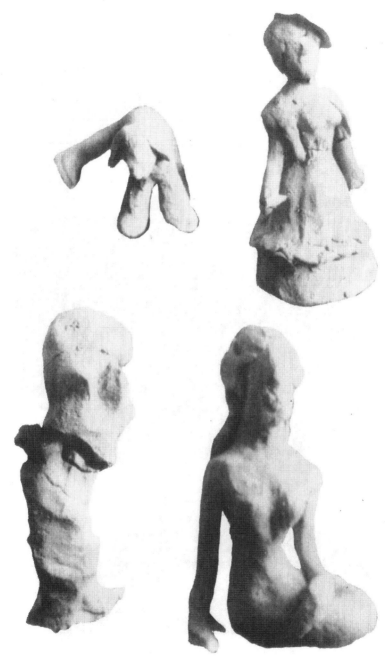

Figuras n.º 9 e n.º 10: A Fenomenologia da Anima *(a sereia, o inconsciente feminino).*

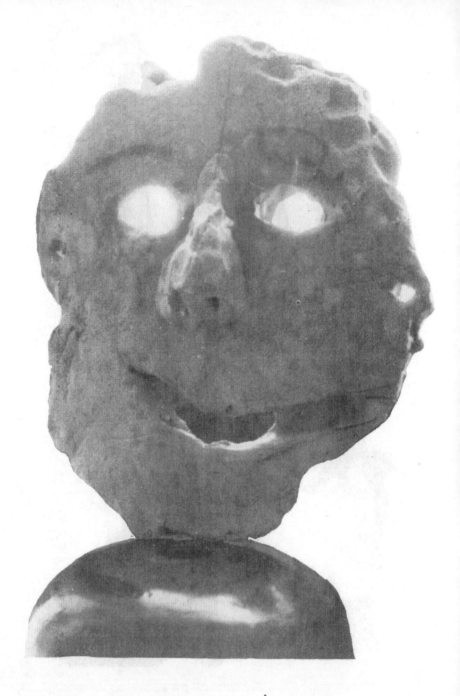

Figuras n.ᵒˢ 11 e 11a: A Máscara Lúdica.

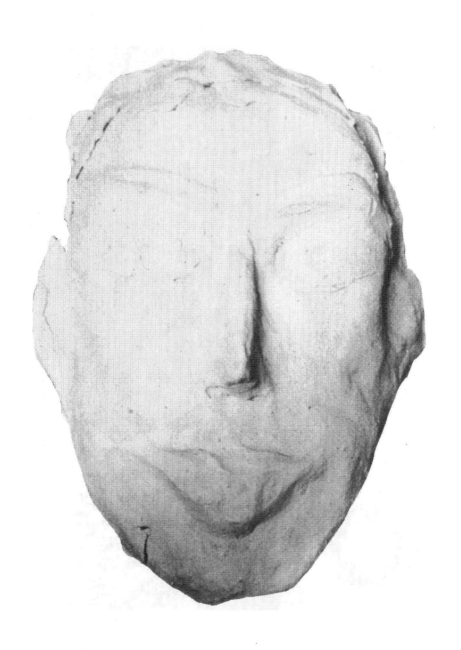

Figura 11a

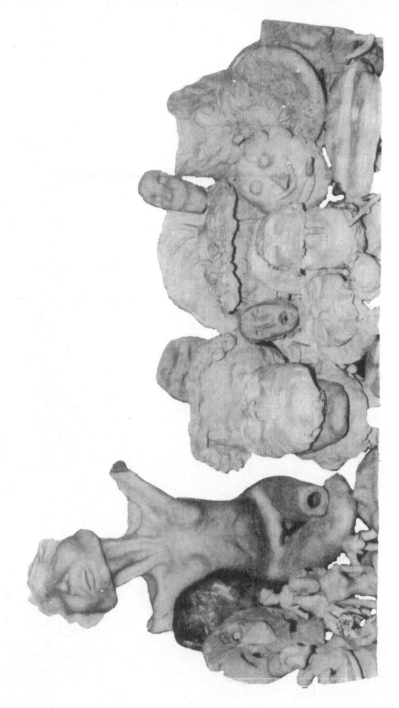

Figura n.º 12: Arqueologia da Psique e Arquétipo de Ressonância.

de uma realidade que se sobrepõe à fala sobre elas. Elas falam de conteúdos que não foram reproduzidos voluntariamente, mas que irromperam no campo da consciência, projetados pelo próprio inconsciente, em função de necessidades arquetípicas. Além de constituírem-se como elementos que trazem uma significação, elas são também signos que falam de práticas mágicas, de acontecimentos anímicos, que de algum modo influirão — como imagens externas — no inconsciente de quem as fitam. Elas oferecem, devido ao fato de existirem como objetos, uma eventual utilidade ao nível de emanação espontânea de um suposto caminho inconsciente.

Arquétipos e complexos — catarse e ab-reação no barro

Figuras n.ᵒˢ 1, 1a, 1b, 1c, 1d, 1e:

As sessões cartáticas no barro são de grande efeito terapêutico. O analisando pode vir a desejar se sujar no barro, a lutar com o analista no barro e dessa forma vir a reviver afetos que por algum motivo tiveram sua libertação retardada, desviada, o que é comum nos adolescentes e mesmo em adultos. A catarse da agressividade através do barro pode perfeitamente vir a ser feita no consultório. Basta que o analista vá introduzindo no desenrolar do processo catártico algumas regras básicas, como por exemplo a de não ultrapassar o limite da sala ou da tábua onde manuseia o barro. Os trabalhos de catarse e ab-reação devem seguir juntos e bem conscientes por parte do analista, a fim de que ele não seja "engolido" pelos aspectos destrutivos da descarga emocional do analisando. O processo deve seguir no sentido de vir a construir forma que sintetize o que vem acontecendo. A catarse pela catarse não tem sentido; é preciso que o analisando sinta recontruir-se e aprenda a descarregar por vias normais. Muitas vezes oriento a catarse a partir dos arquétipos ou complexos que percebo emergir em alguns aspectos da personalidade do analisando. Uma boa parte desta minhà experiência tem sido na tentativa de trabalhar o materno no barro, por ser este último hermafrodita, o que de certa forma neutraliza as ambigüidades tão comuns no duplo do "pai e mãe". Ao trabalhar o complexo materno em sua virtualidade, muitas máscaras surgiram, verdadeiras imagens arquetípicas que embora não sejam "o arquétipo", insinuam as entranhas maternas de muitos analisandos. É a partir destas imagens produzidas

103

pelos analisandos em sensibilização que podem ressurgir outros personagens conhecidos ou estranhos ao processo analítico. Entre tantas observações possíveis a partir dessas imagens, a que se faz notar de maneira mais contundente é a amargura que diferentes experiências infantis deixaram (vide as "bocas" das figuras que seguem). As máscaras a seguir são todas resultados de uma sensibilização tendo em vista o materno. A partir da imagem dos pais um grupo foi sensibilizado tendo em vista a figura dos pais reais. Na verbalização que se seguiu a essa sensibilização foi contundente a experiência vivida da ambigüidade das mães, vivências de castração e a de mumificação em suas teias. Entrego ao leitor o divagar científico sobre as figuras que seguem.

Figura 2:

O calor das mãos esquenta a massa fria ou a massa fria abre-se em calor ao homem. Na conjunção de masculino e feminino, calor e frio são unidos. Sentimos o fogo do barro em nós e uma ação transformadora interfere em nosso ser e numa alegria profunda o desconhecido de nós capta o desconhecido da matéria e nosso ser é capturado pelas mãos.

Figura 3:

Por detrás das máscaras um rosto se insinua: é a busca do rosto na imensidão do ser; rosto que se desdobra na felicidade dolorosa da metamorfose; rosto que em máscara anseia pela forma primitiva. O desejo é dor e a solidão da constância deve sobrepujar o onanismo da aventura.

Figura 4:

"Retornar à minha forma primitiva foi para mim de uma dor tão grande que, durante noites, eu passei a chorar." (Kafka, citado por Quillet.)[2]

Figura 5:

Como num 'sopro de vida' em máscaras o ser de Rodrigo segue

---

2. Quillet, B., *Introdução ao Pensamento de Bachelard.* Rio de Janeiro, 1977, p. 184.

o seu curso. Acorda de um sono inconsciente e abre-se em um sorriso ainda que mumificado.

Figura 6:

"Devemos deixar as coisas acontecerem psiquicamente", com essa frase Jung ressalta no seu livro *O Segredo da Flor de Ouro* (p. 33), que antes mesmo de pensar em ter uma ação terapêutica que busque a correção sistematizada e impositiva, deve-se deixar acontecer a "ação da não-ação". Deixar que o processo psíquico cumpra o seu destino com simplicidade. A consciência provoca, nos desavisados, uma ansiedade nefasta ao bom andamento do processo de individuação. "Soltar as rédeas da consciência impaciente" é o que o barro enquanto Objeto Material provoca em quem o utiliza. Pedro vivenciou em simplicidade as expectativas conscientes e pôde imaginar máscaras apropriadas à sua personalidade em formação.

Figura 7:

Algo de fálico então surge insinuando dentro de cada expressão um fluxo positivo de energia, o fogo da ação, a sexualidade como o fogo que faz nascer que transforma. A composição da agressividade no calor da emoção faz fluir no rosto de barro o sinal da libido. Na máscara desses adolescentes poderíamos entrever, entre tantas outras coisas, a agressividade com graça, o espirituoso, o burlesco, a malandragem, o sexual, o deboche, o prazer, etc. Na máscara o adolescente coloca com mais liberdade o não permitido. A máscara oferece o espaço para que ele transgrida as proibições impostas pelo social sem que se sinta culpado.

Figura 8:

A partir de uma dificuldade de relacionar-se com pessoas quando em ação, um analisando de 10 anos de idade põe-se em diálogo com o analista: a partir de uma base construída pelo analisando com o barro, um de cada vez constrói a sua participação em pedacinhos de barro que, como palavras em um texto, inaugurarão uma 'obra' em barro. A imaginação ativa do analista indicará, a partir do que faz o analisando objetivamente no barro, aquilo que o impulso desordenado quer realmente para poder integrar-se. No vaivém do diálogo, abre-se o espaço para a fala e a concretização dos limites e não limites de ambos.

Figura 9 e 10

"A fantasia vive sob o signo da *anima*." [Bachelard[3]]

A pessoa pode 'pesar' a própria *anima*, o que deve ser feito com sabedoria para que não mate o corpo. O barro é uma excelente isca para que se possa pescá-la sem causar dano à integridade do todo do indivíduo. O significado psicológico do 'pescar' refere-se à pessoa quando entra em contato com suas projeções, com a sombra, opiniões e sentimentos inconscientes; de forma a discriminar-se dos conteúdos nefastos à sua individuação.

Figuras 11 e 11a

A reunião da máscara interna e da ação através da palavra vivida por trás da máscara se faz presente no encontro entre o analista e o analisando. O garoto ou o adulto que faz a máscara de tal forma que possa vir a ser usada depois de seca.

O analisando põe no rosto a máscara e circula pela sala do consultório, possibilitando ao analista uma nova linguagem, um diálogo para além do cotidiano.

Figura 12:

O espaço virtual das máscaras. Aqui se guardam as diferentes máscaras e objetos, do analista e do analisando, feitos em sessões. Quando o analisando já fez algumas máscaras e objetos ele entra em contato com o mundo daqueles que, como ele, também experimentaram manusear o barro e as emoções. Um novo universo se abre: é o diálogo sobre outras máscaras que não a sua. E surgem as diferenças, as semelhanças, o feio, o bonito, o detalhe, o cômico, o dom artístico, a tragédia, o dia-a-dia, o limite, a arte, a vida. Assim, no consultório todos se encontram e se vêem e se falam quando lhes abro o armário. Todos se conhecem no desejo de ser, construindo-se. Passado algum tempo, quando as máscaras de barro já cumpriram o seu papel junto ao imaginário do analisando, costumo depositá-las às margens de um rio, devolvendo-as à natureza.

---

3. *Op. cit.*, p. 104

POSFÁCIO

Para Hegel "sem problema, não há solução"; sendo assim, Jung tem sido para mim, muitas vezes, a solução para problemas teóricos e mesmo existenciais, quando não espirituais. Por outro lado, a quantidade de temas que aborda e sua maneira original de enfocar a psique humana, vem problematizando minhas possíveis soluções. E é por considerar que a solução está inclusa no problema, o que significa dizer que com o problema está dada a solução; que resta, pois, estruturar melhor as idéias que o estudo da teoria junguiana vem despertando no meu espírito e na minha prática como terapeuta. O impacto inicial que esta teoria provocou em meu modo de pensar veio despertar uma curiosidade maior acerca do que poderia ter mobilizado Jung a engendrar um tipo de vida tão ímpar e sobretudo coerente com aquilo que eu intuía como coerência profunda à vida.

A princípio, ao ler C. G. Jung eu absorvia os seus conceitos como que separadamente. Aos poucos fui entendendo que havia dinamismo entre eles e que o próprio Jung, na medida que pensava sobre os seus analisandos e particularmente sobre si mesmo, é que elaborava tais conceitos. Aprendi que a psicologia do inconsciente, longe de ser apenas uma psicologia voltada para teorização do que venha a ser o Eu (*Ich*), a *Persona*, a Sombra, a Sizígia (*anima* e *animus*), Si-mesmo (*Selbst*), o "eixo eu-Si-mesmo", Processo de Individualização, etc., é, antes de tudo, uma forma de pensar sobre si mesmo de maneira mais contundente e transformadora.

A psicologia analítica exige — paralelamente à compreensão dos seus conceitos, enquanto conceitos de uma teoria da personalidade, —, uma outra grandeza mais abrangente: a formulação científica com base numa abertura criativa, profundamente embebida pela imagem arquetípica da totalidade. O espírito das leis que regem determinando o funcionamento da psique tem no conceito de Si-mesmo a sua expressão máxima. Não há sentido em se falar de outros conceitos junguianos sem refereciá-los à íntima e profunda relação dos mesmos com o de Si-mesmo. Cabe para tal conceito a máxima de Anaximandro: "Onde estiver a origem do que é, aí também deve estar o seu fim, segundo o decreto do destino."[3] O fato de considerarmos o Si-mesmo como a origem do que existe, existiu e existirá, não implica reduzi-lo a um sistema fechado uma vez que em seu interior está a noção de cosmo; o que levaria Jung a perceber que a psique como um oposto à gravitação é incomensurável. Por ser antigravitacional ela confere ao Si-mesmo um caráter transcendente, no sentido de transcender à tensão consciente de opostos, formalizados a partir dos embates com o Eu enquanto centro da consciência.

A camada arquetípica da psique objetiva (inconsciente coletivo), fenomenologicamente desperta no indivíduo a capacidade de criar símbolos. Essa necessidade de gerar uma consciência capaz de estabelecer uma ponte entre mundo interno e mundo externo, é que dá origem ao complexo do Eu. As tendências inatas manifestadas e aceitas pelo grupo social no qual se encontra o indivíduo inserido, reverterão no aspecto luminoso do Eu e os conteúdos que foram rejeitados pela ordem moral vigente, se agruparão como imagem do Alter-Eu ao que Jung denominou de Sombra. Potencialmente, a Sombra é a parte do Eu cujas qualidades foram reprimidas no cômputo da personalidade total. Entre as necessidades básicas do processo analítico está a de reexaminarmos os conteúdos da Sombra — essa parte dolorosamente negada em *nós*, que nos repugna e que comumente projetamos no outro.[4]

---

3. Jaeger, W., *Paidéia — A Formação do Homem Grego*. São Paulo, Martins Fontes, 1986, p. 138.
4. Todo e qualquer conceito, quando atualizado na realidade social se reveste de novos matizes. O conceito junguiano de Sombra quando ultrapassa a particularidade individual assume conotações éticas diversas, segundo a Drª Nise da Silveira, "... a Sombra ultrapassa os limites do pessoal e alonga-se na sombra coletiva. Veremos então homens civilizados, quando reunidos em massa, portarem-se segundo padrões os mais inferiores. Caírem presas de preconceitos coletivos de discriminações raciais. Fabricarem bodes-expiatórios. Tornarem-se ávidos, destrutivos, sanguinários. Os exemplos são múltiplos e infelizmente estão de tal modo presentes no mundo contemporâneo que será desnecessário citá-los." (Silveira, N., *Jung — Vida e Obra*, 3ª edição. Rio de Janeiro, José Alvaro Editor, 1974, p. 93.)

Nos embates travados pelos conteúdos internos na busca da individuação, no aprimoramento do ser pessoa, a Sombra é a primeira a ser confrontada. Por trás da consciência da Persona, deparamos com o "pecado" que habita em nós. Desmascarar-se é uma tarefa que se impõe em conjunção ao reconhecer da Sombra. Confessar a Sombra supõe declarar o quanto ela é real uma vez que desconhecê-la significaria mergulhar a personalidade em mares tortuosos da dúvida, da inconsistência, da irracionalidade das projeções.

A retirada das projeções implica na integração sistemática dos arquétipos da Sombra, *anima* e *animus*. Como parte do Si-mesmo, tais arquétipos são assimilados de maneira adequada; inserindo o indivíduo naquilo que é ele mesmo, o que o torna mais capaz frente ao "outro" que o interpela, livrando-o do estado de auto-erotismo que faz do sujeito um ser ilhado em seu próprio oceano; quando não submerso nele. [5] Ao incorporar de maneira progressiva e esclarecedora as imagens simbólicas carregadas de conteúdos inconscientes, através principalmente da compreensão dos próprios sonhos e da autocrítica objetiva, o indivíduo ultrapassaria o mar de conteúdos arquetípicos não unificados para terapeuticamene conectar-se com o Real Possível, fruto dos embates travados com o desconhecido. As-

---

5. Jung nos descreve assim o dinamismo presente nos conceitos de Sombra e o de *anima e animus:* "A Sombra, geralmente vem acompanhada de tonalidades afetivas claras e facilmente identificáveis enquanto que a *anima* e o *animus* apresentam qualidades afetivas bastante difíceis de definir. Vale dizer: o mais das vezes elas são sentidas como algo de fascinador e numinoso. Muitas vezes envolvem-nas uma atmosfera de sensibilidade, de intangibilidade, de mistério e de embaraçosa intimidade, e até mesmo de incondicionalidade. Estas qualidades exprimem a relativa autonomia das duas figuras em questão. Sob o aspecto da colocação dentro da hierarquia afetiva, a *anima* e o *animus* estão mais ou menos para a Sombra assim como a Sombra está para a consciência do Eu. Parece que é sobre esse último que se concentra a enfatização afetiva. Seja como for, a consciência do Eu consegue, pelo menos por algum tempo, reprimir a Sombra, com um dispêndio não pequeno de energia. Mas se, por quaisquer motivos, o inconsciente adquire a supremacia, cresce a valência da Sombra, etc., em proporção com este predomínio, e se inverte, por assim dizer, a escala de valores. Aquilo que se achava mais distante da consciência desperta e parecia inconsciente, assume como que um aspecto ameaçador, ao mesmo tempo que o valor vai crescendo na seguinte proporção: consciência do Eu, Sombra, Anima, Si-mesmo." Jung, C. G., *Aion — Estudos sobre o Simbolismo do Si-mesmo.* Petrópolis, Vozes, 1986, p. 26 e 27. E acrescenta que: "A assimilação do Eu pelo Si-mesmo deve ser considerada como uma catástrofe psíquica. A imagem da totalidade permanece imersa na inconsciência. É por isto que ela participa, por um lado, da natureza arcaica do inconsciente, enquanto que por outro, na medida em que está contido no inconsciente, se situa no *continuum* espaço-tempo característico deste último. Estas duas propriedades são numinosas e, por isso mesmo, absolutamente determinantes para a consciência do eu, que é diferenciada, separada do inconsciente, encontrando-se as referidas propriedades em um espaço e tempo absolutos. Isto se dá por uma necessidade vital. Por isso, se o eu cai sob o controle de qualquer fator inconsciente, sua adaptação sofre uma perturbação, situação esta que abre as portas para todo tipo de casos possíveis" (*op. cit.*, p. 22).

sim, quando os arquétipos da Sombra patológica e *anima* e *animus*, influenciam com o objetivo de perturbar o Eu, o Si-mesmo age interferindo se necessário em benefício da saúde mental. Isso porque seria absolutamente impossível o equilíbrio da personalidade, se não fixássemos bem os limites mínimos e racionais do Eu, a partir da sintonia estabelecida pela dinâmica entre todos esses "personagens" que fazem do indivíduo um ser psicológico.

O modelo junguiano de análise individual tem na dinâmica "Eixo Ich-Selbst", o instrumental adequado que possibilita perscrutar os liames existentes entre os conteúdos de cada conceito da teoria de Jung sobre as estruturas psicológicas. Tal instrumental oferece ao analista e analisando a compreensão necessária para que interfiram no processo, pontuando o desenho traçado, através dos sonhos e acontecimentos de real significado para a vida. No fluxo e refluxo dialético da libido, movimento que nasce do Si-mesmo na direção do Eu e vice-versa, que uma vez enraizada no mundo da "coisa em si", segue rumo à totalidade representada no Si-mesmo[6], o indivíduo se inscreve como ser histórico de uma ordem própria e universal.

O valor afetivo é o critério básico que permite a boa administração dos conteúdos que compõem essa dinâmica psíquica. Na economia da psique o intelecto é incapaz de por si só captar o fenômeno psicológico. O afeto é que torna possível vislumbrar as nuances de cada componente psicológico que envolve nossa psique. Jung considera que o valor afetivo é o "barômetro" capaz de fazer-nos entender todo "mistério" que é o viver psicológico do homem. Quando afetivamente nos entranhamos da energia dos nossos núcleos psicológicos e, na consciência possível, atravessamos as torrentes muitas vezes avassaladoras de nossos complexos emocionais, procurando não interferir no curso natural (emanado através dos símbolos produzidos por essa matriz ordenadora que é o Si-mesmo) então, nos achegaremos ao "outro" com a força interior de quem se acha inserido no processo de individuação. "Amar o outro como a nós mesmos", é, psicologicamente, compreender que o afeto enquanto complexo energético positivo, pode potencializar a ação que será capaz de provocar a circularidade dialética entre duas ou mais pessoas preocupadas em se conhecerem para além das projeções.

---

6. Para Jung, "embora a 'totalidade' à primeira vista não pareça mais do que uma noção abstrata (como a *anima* e o *animus*), contudo é uma noção antecipada da psique por símbolos da quaternidade e dos mandalas, que afloram hoje em dia não somente nos sonhos do homem moderno, que os ignora, como também parecem amplamente difundidos nos monumentos históricos de muitos povos e épocas. Seu significado como símbolos da unidade e da totalidade é corroborado no plano da história e também no plano da psicologia empírica." (*op. cit.*, p. 29).

Por outro lado, é trabalhar o mundo e para o mundo que confere ao Eu um estar apto a experimentar sua conexão com o Si-mesmo. O Eu mantém o seu livre arbítrio para evitar a sua imersão no Si-mesmo. Assim é para que a imagem da totalidade persista diferenciada e mantenha a pessoa livre da possibilidade do surgimento de traços psicóides em sua personalidade. O núcleo da psique centra o indivíduo no eu e, através da dialética "Eixo Eu-Si-mesmo", as imagens internas e externas em arte irão compor o próprio ser, expressar-se através do corpo que se move na natureza, na dança da criação. É, portanto, no dançar do vir a ser do ser que o corpo em arte se faz movimento que se sente e que se ouve e que se vê e que se cria cultura. O Si-mesmo enquanto centro da personalidade total gera em dialética a instância do Eu, conferindo-lhe a administração da consciência; o que torna sujeito do social, da cultura, do etos. Eis como Henrique de Lima Vaz em seus escritos filosóficos coloca a questão: "...do ponto de vista da estrutura social, o indivíduo não se apresenta como uma molécula livre, movendo-se desordenadamente num espaço sem direções privilegiadas e regido apenas pela lei da probabilidade do choque com outras moléculas — os outros indivíduos. Uma cadeia complexa de mediações ordena os movimentos do indivíduo no todo social e, entre elas, desenrolam-se as mediações que integram o indivíduo ao etos: os hábitos no próprio indivíduo e, na sociedade, os costumes e normas das esferas particulares nas quais exercerá sua práxis, ou seja, trabalho, cultura, política e convivência social."[7]

Resumindo, eu diria que somos um problema cuja solução é a individuação manifesta na liberdade de espírito. E, para exteriorizar-se no vir a ser do ser, o espírito no homem necessita da excitação natural da libido que o perpassa por inteiro por ser movimento puro no espaço-tempo. O autoconhecimento que o retirar das projeções, instaura na psique, a partir do diálogo ao nível do "Eixo Eu-Si-mesmo", resulta no existir de um espaço *a priori* (absolutamente independente da experiência — Kant) que conteria algo do real e do imaginário, sem ser o real e o imaginário em si; talvez, um espaço síntese entre eles uma vez que o real para a pessoa, muitas vezes, nada mais é do que o imaginário que deu certo ao encontrar o momento exato de sua existência como "coisa em si". Esse real só seria o espaço exato quando nos permitisse viver o sonho na felicidade exata — o espaço do Tao no zen-budismo.[8] Construir esse espaço no dia-a-dia é a tarefa do homem enquanto ser livre.

---

7. Vaz, H. de L., *Escritos de Filosofia — Ética e Cultura*. São Paulo, Loyola, 1988, p. 22 e 23.
8. O japonês Daisetz Teitaro Suzuki, uma das maiores autoridades em zen-budismo, considera Chuang Tzu como o maior filósofo chinês. Eis o que Chuang Tzu tem a nos dizer sobre o Tao: "O Tao está além das palavras. Não se exprime nem por palavras, nem pelo silêncio. Onde não existem nem mais as palavras, nem mais o silêncio, o Tao é apreendido." (Merton, Thomas, *A Via de Chuang Tzu*. Petrópolis, Vozes, 1974, p. 193).

Nesse livro tento passar as minhas emoções e as que vi em meus analisandos quando em contato com o barro e, por outro lado, anunciar a correspondência, ou melhor, a resposta que de certa forma se impôs em mim no que diz respeito à atuação do barro como Objeto Material. Minha tese é que o Objeto Material é a parte necessária ao tripé da dialética entre o imaginário do analista e o do analisando. Da tríade "analista-objeto material-analisando" nasceria uma forma, uma concreta forma de reconhecer-se no mundo, no universo. Ao incluir o Objeto Material, no caso, o barro, a argila, como um significante do meu mundo, evitaria preconceitos advindos do que a maioria dos filósofos modernos incutiram em nossas cabeças: de considerar, como eles, a alma, o espírito, como propriedade particular do homem. É, antes de tudo — ecológico — ousar pensar que o animal, a pedra, o barro, etc..., contêm "alma", e que o princípio básico do animismo de que "almas e espíritos animam todas as coisas, vivas e inertes" não é algo tão absurdo. Não sou um animista na medida em que a teoria de Tylor foge ao processo dialético que de certa forma questiona o caráter de finalidade contido no monodinamismo de seu pensamento. Mas, causa-me espanto pensar que, às vésperas do ano 2000, ainda se filosofe com a alma desprendida da alma das coisas.

    O homem começou a partir-se no momento em que, através das subdivisões ecossistêmicas, distanciou-se da representação interna comum a toda matéria. Torna-se, portanto, urgente resgatar o *quantum* de alma que possibilitou a São Francisco de Assis conferir à lua e ao sol e aos animais da terra uma irmandade. Faz-se necessário ultrapassar essa maneira de olhar o universo e retomar os filósofos da antiguidade em nossa cosmovisão. Segundo Aniela Jaffé, Jung estava mais que nunca atento e sensível aos objetos: "Para Jung, os objetos tinham um significado em si mesmos, por isso precisavam ser tratados com muito cuidado. 'As coisas se vingam!', foi o que me atirou no rosto certa vez, quando — não me lembro mais o que foi — cometi um esquecimento ou um erro. Os objetos fazem parte da vida, da proximidade do homem, cuja atmosfera ajudam a compor. Por isso exigem atenção, cuidado e amor. Para Jung eles tinham ainda mais valor, porque ele era um pensador intuitivo, e a realidade do mundo das coisas sempre foi e será um fascínio para o intuitivo." "Para quem dedica tanto cuidado e atenção aos objetos, como Jung, eles começam a viver. Começam a falar e comunicar coisas que permanecem ocultas para os outros. Nem sempre os objetos são matéria morta; às vezes, parecem participar do jogo da vida e refletir o ânimo e os pensamentos do homem. Por isso, os poetas e as velhas falam de anéis e de espelhos partidos, do verme da fruta, do relógio parado e de outras ocorrências que expressam algo de significativo ao homem simples."[9]

Quando a matéria representada no Objeto Material se faz presente, aos poucos percebemos que a metamorfose é algo concreto em nós; na dança miraculosa dos opostos que se entrelaçam na dinâmica da dialética, a noite em nosso ser se torna dia, o sonho que hoje sonhei é plenamente vivido antes mesmo de ter nascido. O viver se torna mágico, real e irreal, sol e lua, consciente e inconsciente compõem estradas contíguas e necessárias. Nascemos, e quando percebemos que existe o outro em nós e fora de nós[10] que algo nos olha por ângulos até então desconhecidos, que o existir é antes mesmo que existíssemos, então, morrer já não nos incomoda mais — "viemos do pó e ao pó retornaremos" — ao contrário, morrer torna-se parte inexorável do viver sadio porque totalizante. Como nos ensina o mestre do zen-budismo, Chuang Tzu: "Quem souber ter o vazio como cabeça, a vida como espinha dorsal e a morte como cauda, este será meu amigo!"[11]

A compreensão que nasce da construção do espaço que se forma quando vivemos nossas emoções na inteireza delas é que reverte a dor necessária no prazer cotidiano de estar vivo. A liberdade de ser matéria pura dá ao barro enquanto Objeto Material a capacida-

---

9. Jaffé, A., *Ensaios sobre a Psicologia de C. G. Jung*. São Paulo, Cultrix, 1988, p. 104 e 105.
10. Esse belo poema "Pedra do Sol" de Octávio Paz, transcrito do caderno "Idéias" do *Jornal do Brasil* de 7-01-89, p.11, nos dá a dimensão exata desse processo: "...a vida, quando foi nossa de fato? de fato, quando somos o que somos? a bem pensar não somos, nunca somos, quando só mais que vazio e vertigem nunca a vida é nossa, a vida é dos outros, é de ninguém a vida, todos somos a vida — para os outros, pão de sol, os outros todos que somos nós todos sou outro quando sou, os atos meus serão mais meus se de nós todos forem, para que possa ser hei de ser outro, sair de mim e buscar-me entre outros os outros que não são se eu não existo..."
11. Merton, *op. cit.*, p. 82.

de de ajudar o indivíduo a desprender-se das projeções, lidar com a Sombra sem tanta culpa, reconhecer a *anima* e o *animus* para centrar-se no Si-mesmo e, em processo de individuação, de dentro buscar-se no de fora. Mas, explicitamente, o que vem a ser o "de fora"? Quando falo "de fora", falo do próprio corpo que circunda o indivíduo e desse corpo com outros corpos, e, por conseguinte, com a natureza; com tudo aquilo que torna o homem atualizador de um Eu corporal.

Mas, o que vem a ser o corpo como Objeto Material? "A psique depende do corpo, e o corpo da psique." A primeira forma concreta que o psiquismo toma é a de um corpo. O sentido exato do corpo físico é o de sinalizar para o mundo a existência de uma presença, de um movimento inteligível e empírico no espaço-tempo. Esse corpo que nos reveste é mais que um adorno exterior para o homem, ele ocupa um espaço definido na natureza e nos remete ao espaço *a priori* de que falei antes, ao mesmo tempo que veicula um complexo de representações individuais e coletivas que faz dele um universal concreto.

De certa forma, o corpo representa um fenômeno da força da libido, a maneira de aparecer da libido. Através dele a energia psíquica se manifesta por ser ele o médium por onde força e energia ganham forma, se tornam imagem. Daí, o corpo nas igrejas cristãs ser considerado como "o templo do Espírito Santo" — terceira pessoa da Santíssima Trindade, representada muitas vezes por "línguas de fogo" sobre as cabeças dos apóstolos, o que psicologicamente pode ser entendido como um fenômeno psicoenergético que resulta do indivíduo quando este está inserido no universo místico.

Algo de real aparece como resultado desse movimento do homem com ele mesmo, com aquele que o cerca e com a natureza em geral — sabe-se no universo cristão que a existência de Deus só se torna viável ao homem no mistério da encarnação. Possuir um corpo material significa muito para o cristão já que nesse corpo habita a divindade. Na imagem criada pelo cristianismo, Deus se encarna em um corpo (Cristo) e, no corpo de uma mulher (Maria), através de uma energia divina (por obra e graça do Espírito Santo) e, o que é mais extraordinário, o ato sexual não se torna necessário para a fecundação do corpo de Cristo no ventre de Maria. Esse parir místico de Maria nos mostra que psicologicamente, quando a relação é a nível do Si-mesmo (fonte de toda energia psíquica), não se precisa necessariamente da relação concreta de um corpo com o outro. O fluxo da libido provinda do Si-mesmo na relação "Eixo-Si-mesmo" é transcendente por ser o *Selbst* a função transcendente da psique.

Um Deus sem o corpo humano é menos que o homem. Esta deificação do corpo, paradoxalmente, liberta o homem da onipotência inserindo-o na terra e convertendo-o a si mesmo. Na psicose ou na alienação religiosa, não é o Verbo (palavra) que se faz carne e habita entre os homens; ao contrário, o corpo do homem é que se encarna na divindade. Portanto, a tentativa invertida à de Cristo significa a perda da consciência para o homem.[12] O homem que quer, no seu livre-arbítrio, se ausentar de seu corpo, se perder de seu Eu e sofrer a experiência de habitar os conteúdos do Si-mesmo ao se deixer possuir pelas imagens da totalidade produzidas pelo inconsciente, se é que isso é possível com livre-arbítrio; esse homem vive à margem da individuação, vive seu inferno, a não iluminação, a ausência daquilo que os orientais chamam de satori. O "eu sou um corpo concreto em que Deus faz sua morada e não um Deus no qual um corpo habitou" é uma máxima necessária ao equilíbrio psicológico. "Sem o homem físico e psíquico, por certo bastante discutível, o Si-mesmo é inteiramente destituído de objeto, como já dizia Angelus Silesius:

Sei que sem mim
Deus não pode viver um só momento
Ele morreria de carência
Com o meu aniquilamento."[13]

O corpo em si é matéria e como tal possui a propriedade de poder ser tomado como Objeto Material. O corpo do homem funciona de forma a integrar-se no todo universal, de preferência de maneira não dualista. Se em nossa cosmovisão o corpo é tomado como o sinal concreto da matéria no homem; se, ao mesmo tempo, este corpo é o médium da energia que movimenta o devir ser no espaço-tempo, se é ele o "templo do espírito", o "templo da libido", se o complexo energético que envolve todo ser no processo de individuação tem sua origem no Si-mesmo enquanto instância na psique que supera a lei da gravidade, e se "o Si-mesmo, por seu turno, é uma imagem divina,"[14] então, "Deus" seria o nome dado a essa energia criadora em nós — o que faz com que ele seja uma realidade psicológica em nós.

---

12. Segundo J. A. Hall: "Já que o Si-mesmo se apresenta fenomenologicamente com as mesmas imagens que têm sido associadas com freqüência à divindade, ele funciona, em certa medida, como uma imagem de Deus dentro da psique." Essa capacidade da psique pode levar a distorções psicológicas: "O extremo de identificação com um papel arquetípico na psique objetiva resulta numa identificação psicótica com uma figura que é maior (e menos humana) do que o Ego. Algumas identificações arquetípicas são confusões do Ego com um herói cultural ou figura salvadora — Cristo. Napoleão, a mãe-do-mundo, etc." (*Jung e a Interpretação dos Sonhos*. São Paulo, Cultrix, 1985 p. 26 e 27).
13. Jung, D. C., *Psicologia e Religião Oriental*. Petrópolis, Vozes, 1986, p. 105.
14. Jung, C. G., *Aion — Estudos sobre o Simbolismo do Si-mesmo*. Petrópolis, Vozes, 1986, p. 29.

O ponto de vista mais frágil no universo do qual participamos hoje é a incapacidade do indivíduo de viver a lucidez. Falamos de consciência mas o que é mais difícil e mais singular é ter a capacidade da "ação lúcida". Agir lucidamente é a grande questão que se impõe ao homem moderno vítima do empirismo científico e das armadilhas que lhe prega o seu "imaginário" tão corroído por teologias, filosofias, psicologias, economias, etc. Quando e como agimos lucidamente é a questão. Já nos certificamos que voltarmos ao primitivismo religioso, ao culto desenfreado a qualquer tipo de religião ou formas esotéricas híbridas de conteúdos os mais diversos, ou mesmo insistirmos nos fracassados modelos científicos das ciências modernas, não é a solução. Então, o que fazer? A tarefa básica que se impõe a cada um em particular e a todos enquanto parte integrante de um mesmo universo, é transformarmo-nos em agentes da nova ordem que está submersa ao nosso imaginário. De todo caos provém um ordenar-se em dimensões diferentes. A revolução criadora possível é fruto da ação lúcida que se impõe como a solução inclusa no problema humano.

O momento é ecológico. Isso significa que os modelos teóricos vigentes deverão ter como referência básica o despertar da consciência para e na natureza. Na práxis o homem precisará repensar as suas formas de agir frente à natureza que o cerca e que é ele mesmo. Quando nesse livro procuro reconhecer o barro, a argila, como um "Objeto Material" capaz de resgatar para o homem aquilo que é o espaço da matéria em seu ser, em sua alma — estou agindo lucidamente, ecologicamente, entendendo ecologia num sentido mais amplo e não apenas em seu sentido biológico de preservação da natureza e de, como quer o Aurélio, "conhecimento da estrutura e desenvolvimento das comunidades humanas em suas relações com o meio ambiente e suas conseqüentes adaptações a ele, assim como novos aspectos que os processos tecnólogicos ou os sistemas de organização social possam acarretar para as condições de vida do homem"[15]; é muito mais. Fundamentalmente trata-se da consciência de que a existência da matéria, para o homem enquanto ser vivo pensante, é anterior ao conhecimento e ultrapassa tudo o que se falou sobre as ciências físico-naturais. É a lucidez que nasce da consciência de que ser parte da matéria faz do homem um ser limitado frente a essa mesma matéria. A idéia de que o espírito no homem lhe confere o *status* de "centro do universo"; que o reconhecimento de "Deus" no homem implica em negação da carne; que o corpo, que a matéria em si é contingente, que a nossa existência enquanto terra é algo de secundário em nós e que realmente existimos por existir o espírito em nosso ser — todas essas idéias são vestígios de velhos preconceitos da física e da teologia aristotélica dos quais precisamos nos livrar para dar lugar às novas dimensões da mecânica quântica. Contraditoriamente aceitamos e aplaudimos Galileu e as modernas inovações da física mas infelizmente continuamos identificados com a filosofia de Aristóteles.

Nesse terceiro milênio que se anuncia, a natureza será o lugar estratégico para a prática de liberdade, justiça e outros direitos necessários a uma convivência mais digna para todo habitante da terra. A psicologia, a teologia, filosofia e demais ciências terão de se deixar impregnar pelas necessidades ecológicas de nosso planeta. A "ação lúcida" vem do despertar do homem para o equilíbrio ecológico. A terra clama por justiça em todos os níveis. O universo não aceita mais a arrogância do homem dos últimos séculos. O homem precisa desvencilhar-se desse imaginário canibalesco. O canibalismo intelectual e econômico resultou nas guerras por que passou e passa a humanidade; contudo, o canibalismo ecológico de que a natureza vem sendo vítima é tão grave quanto a guerra nuclear. Essa situação exige não só uma ação ao nível do indivíduo isolado ou de pequenos grupos mas, sobretudo para que todos os povos, através das exigências que a natureza em sua universalidade passou a cobrar de todos, pensem numa ação conjunta que passe do político-economico-social ao psicobiológico.

Um dos problemas persistentes no que se refere ao psicológico no homem, está no fato de que o ser humano mantém com a natureza uma relação estritamente projetiva. O homem continua simbiótico com a mãe natureza e sua atitude é sugadora. Ele projeta o tempo inteiro, é um narciso diante do mundo material que o cerca. Essa situação apresenta como saída única a "retirada das projeções" des-

---

15. Conforme o *Novo Dicionário Aurélio*, Rio de Janeiro, Nova Fronteira, 1975.

pejadas como lixo na natureza. Esse lixo concreto que vemos poluir a terra e o próprio universo, é a representação externa de um lixo teórico que há séculos o nosso conhecimento científico, quando não religioso, produz. Psicologicamente, no indivíduo o trabalho de remoção desses entraves se situa, antes de tudo, na consciência do que é material em seu corpo.

A ação lúcida crescerá na medida em que vivenciarmos em nós mesmos, e no outro, a consciência do corpo humano em suas diversas maneiras de impressionar os nossos sentidos. O corpo físico no homem é um centro catalisador e propagador de energia, o lugar por onde o indivíduo realiza o orgasmo de sua expressão física e psíquica. E para tê-lo como Objeto Material, primeiramente temos de percebê-lo como um fenômeno físico-químico cujas moléculas e átomos estão sujeitos às forças atrativas de coesão, às repulsivas do calor ou da repulsão molecular. Como acontece com toda e qualquer matéria no universo, do corpo "nada se perde e nada se cria", estando ele, portanto, sujeito ao princípio da conservação e propenso ao fenômeno de movimento.

O corpo sofre, muitas vezes, a arrogância do espírito que resiste a ele na sua identidade de corpo material, assim como o espiritual em demasia aliena o homem dele mesmo. A natureza fala no corpo que nasce, cresce e morre, como tudo o mais que habita o planeta. A mutação constante da matéria é uma realidade para nós. A consciência do corpo material dá ao homem a vivência da morte, conscientiza-o da vulnerabilidade a que está sujeito, ao mesmo tempo o insere no espiritual. O espírito em nós expressa seu conteúdo no corpo que é natureza, na natureza que o recebe e o eterniza enquanto matéria. Ser matéria não é ser espírito e vice-versa; essa é uma consciência que serve para resguardar essa especial e peculiar distinção que confere ao homem o brilho da lucidez.

A seriedade de um trabalho corporal está intimamente ligada às modulações expressivas que um modelo de ação dialética possa produzir quando encaminha o indivíduo ou o grupo à individuação. O corpo e a incondicionalidade do espírito que nele habitou, antes de tudo, habita a natureza que o cerca. O homem é existência na floresta, nos rios e mares, nas pedras e montanhas, nos pássaros e na luz. O corpo é movimento natureza.

Minha preocupação atual como analista está em encontrar um modelo mais adequado a uma forma de trabalho em saúde mental que possa atenuar, entre outros problemas, a dicotomia que existe ao nível de uma práxis psicoterápica. Para o analista, preocupado em manter — como profissional e indivíduo que é — uma ação lúcida, o momento é de criação de frentes de trabalho e de pesquisa que procurem levar às pessoas, em dosagem certa, aquilo que lhes falta. Infelizmente, não temos uma linguagem mais precisa para falar das distinções e do encontro entre o corpo e o espírito no homem; nossa linguagem acaba caindo no dualismo no momento em que para juntar temos de partir — essa é a grande contradição.

Este livro nasceu do desejo de socializar dúvidas, questionamentos e idéias que venho tendo nesses anos de trabalho. Hoje eu percebo mais claramente que não basta ao analista trazer o Objeto Material para dentro do consultório e na relação com o analisando; essa é uma fase que implica numa outra segunda, mais socializante. Aos poucos precisamos romper com o sistema tradicional de consultórios particulares, e para isso, será necessário desvincular-se de maneira coerente das teorias que os legitimam, abrir-se para um novo universo teórico.

Instalados em seus consultórios, muitos analistas vêm sentindo muita dificuldade em trabalhar fora de suas quatro paredes; limitam-se a receber como informação o imaginário de seus pacientes. Muitos atendem a baixo custo, o que é louvável; todavia, a abertura de que falo em relação à natureza, ao mundo fora do consultório, implica também em levar o terapeuta a um universo para além da simples realização do desejo de se prestar um serviço à sociedade. É, antes de tudo, um serviço a si próprios que prestam.

Pensando em dar alguma realidade e essas idéias que passam pela minha cabeça, no dia 12 de abril de 1988 estive com o médico representante do Posto de Saúde da AMABB (Associação dos Moradores e Amigos do Bairro Barcellos), situado na favela da Rocinha, no Rio de Janeiro. Foi a partir das informações dadas pelo Dr. João Cláudio Lara Fernandes, sobre a realidade do Posto, seu funcionamento, sua carência no que diz respeito ao atendimento em saúde mental, do desejo da Comissão de Saúde da AMABB em vir a organizar um serviço de atendimento psicológico, e, após um contato mais próximo com a comunidade, que elaborei, juntamente com a psicóloga Nair W. B. Pais de Melo Filha, uma proposta de implantação de um grupo de sensibilização corporal em crianças. O primeiro grupo teve início em 17-6-1988, desdobrando-se em seguida em outros grupos. Hoje temos uma equipe com vários profissionais de diferentes correntes teóricas, com os quais organizamos um projeto geral do qual o nosso faz parte.

Como continuidade desse trabalho no ambulatório da AMABB, venho pesquisando um novo modelo de trabalho de corpo que tem por base a teoria junguiana e essa filosofia de trabalho que perpassa o conteúdo desse livro, ou seja, um modelo teórico de sensibilização que, norteado pela conceituação do Si-mesmo, seja o atualizador do etos que habita no homem e que dialeticamente realiza-se no social. Um modelo também prático no qual esteja incluso entre outros conceitos a noção de libido enquanto totalidade, *appetitus*, "tendência para" (Jung), e não apenas como "o substrato das transformações da pulsão sexual" (Freud); o conceito de dialética envolvendo a noção de "eixo Eu-Si-mesmo", tudo isso envolto numa cosmovisão que contenha a intuição de Bachelard e outros demais teóricos que possam vir ajudar a reconhecer de maneira profunda essa realidade que é a natureza em si.

De certa maneira, tenho procurado transpor para os exercícios que utilizo nos grupos todas essas formas de pensar. Na verdade, a proposta de trabalho que no momento realizo na favela da Rocinha está se ampliando de maneira satisfatória e com ótimos resultados terapêuticos. No processo, venho conseguindo encontrar exercícios de corpo adequados a determinadas situações individuais e grupais; dessa forma, aos poucos, entramos pela porta do universal ético e nos insinuamos na dança, na música clássica, no domínio do movimento de Rudolf Laban, no psicodrama de J. L. Moreno, na Dramintegração de Thais Bianchi, nas meditações do zen-budismo, no mundo mágico dos Objetos Materiais: o barro, as redes, as máscaras, a pintura, os mandalas pintados, o próprio corpo e o corpo do outro, a natureza em si e nos seus fenômenos e representações: o relâmpago, trovões, chuvas, galhos, árvores, as folhas, os insetos, as pedras, etc.

Finalizando, diria que *Sol da Terra* não é apenas um nome simbólico para esse livro; é a designação exata que encontrei para o tema nele exposto. Este trabalho hoje já se apresenta como a base necessária para minhas novas investidas no campo da psicologia aplicada e, quem sabe, de tantos outros terapeutas sensíveis aos Objetos Materiais que a natureza nos apresenta. O seu conteúdo e significado, embora simples, me tem levado a trilhar caminhos novos e criativos na prática como analista junguiano. Aquilo que transparece, que empolga e que de certa forma me faz trabalhar com a liberdade e segurança de quem segue um desenho interno, antes de tudo, é uma energia que encontrara o seu eco nessa matéria primeira — o barro.

A partir dessa consciência objetiva que se despertou para o barro como Objeto Material, expandiu-se uma liberdade corporal que, unida a uma prática e agregada à pesquisa de um modelo de trabalho novo que respeite a individualidade livre, vem possibilitando transformações, indicando caminhos. Revela-se também no descontrair-se peculiar de quem encontrou a natureza em si mesmo, no outro, em Deus e, fundamentalmente nela mesma.

> "Vós olhais para cima, quando aspirais a elevar-vos. E eu olho para baixo, porque já me elevei. Agora, estou leve;
> agora vôo;
> agora, vejo-me debaixo de mim mesmo;
> agora, um deus dança dentro de mim."[16]

---

16. Nietzsche, F. W., *Assim falou Zaratustra*. Rio de Janeiro, Civilização Brasileira, 1977, p. 57 e 58.

ANEXO

Breve modelo de um trabalho de sensibilização corporal utilizando a natureza como *setting* analítico e diferentes objetos materiais

Transcrevo aqui, através de comentários e de fotos, alguns momentos centrais do trabalho que realizamos na favela da Rocinha na zona sul do Rio de Janeiro. É um registro simples, apenas para iniciar o leitor desse livro nessa pesquisa de campo que realizamos e, ao mesmo tempo, incentivá-lo a entrar no mundo dos objetos, do uso de Objetos Materiais, não só do barro, mas de inumeráveis outros objetos que possam ser incluídos como objetos terapêuticos.

Psicólogos envolvidos: Alvaro de Pinheiro Gouvêa e Nair W. B. Paes de Melo Filha.

Característica do grupo: Este grupo funcionou de 14-10-88 a 20-01-89, quando tiramos férias, para voltar em março de 1989. É composto de seis membros: crianças no início da adolescência com a idade variando entre 10 e 13 anos — dois meninos e quatro meninas. Essas crianças-adolescentes vêm tendo uma sessão semanal de 1h30 e compõem parte do projeto implantado.

Os três momentos básicos da sessão e sua dinâmica junto ao Objeto Material

Para facilitar, poderíamos definir três momentos básicos para realizarmos um "trabalho de corpo" tendo um Objeto Material no processo. Teríamos, então, o momento da "expressão conduzida", com os exercícios voltados para a conscientização dos nossos movimentos corporais no espaço-tempo. Seria a busca do domínio do movimento a partir da conscientização das raízes psicológicas internas que nos orienta no universo. O outro momento será o de liberar-se na "expressão livre" que nasce do desejo da psique de transpor os limites da gravidade. Essa propriedade da psique de ser antigravitacional nos impele para além de nós mesmos. E, por fim, um outro momento que seria o da "reflexão em meditação", ou seja, a busca da conscientização através do pensamento sobre a intuição num desejo de alcançar a sensação adequada que viabilize nosso espírito ávido de um pouco de concretização, de terra, de solo firme, de Ego. Esses momentos em harmonia nos dão o sentimento de paz e tranqüilidade necessários ao nosso viver sadio.

O domínio do movimento, ou melhor, uma ação consciente de nosso corpo está ligado a atitudes naturais do homem no seu dia-a-dia. Uns estão menos conscientes do que outros quanto à direção que estão tomando na vida e outros, mais atentos, procuram se certificar se o solo em que pisam oferece segurança ou não. O "trabalho de corpo" que realizamos busca exercitar, estimular esses mecanismos naturais do homem, observá-los e, dessa forma, vir a ter uma ação mais qualificada, mais eficiente em relação à tarefa que temos frente a nós mesmos. Faz-se necessário perceber que "Deus não escreve certo por linhas tortas" — nós é que temos dificuldade de encarar a linha correta. O movimento em "expressão conduzida" e em "livre expressão" e uma "análise reflexiva" sobre o conteúdo desses movimentos, oferecem ao homem a clareza necessária para dar um passo seguro rumo ao seu destino. Esses movimentos foram estudados profundamente por Rudolf Laban. Segundo ele, "descobriu-se que as atitudes corporais, durante o movimento, são determinadas por duas formas principais de ação. Uma destas formas flui do centro do corpo para fora, enquanto que a outra vem da periferia do espaço que circunda o corpo, em direção ao centro do corpo. As duas ações que fundamentam estes movimentos são as de "recolher" e de "espalhar". O recolher ocorre em movimentos de trazer alguma coisa para o centro do corpo, ao passo que o espalhar pode ser observado ao empurrar-se algo para longe do centro do corpo. Este movimento preparatório de espalhar tem menos ênfase do que o seguinte para dentro, de recolher, que justamente se constituiu no propósito principal da ação."[1]

---

1. Laban, R., *Domínio do Movimento*. São Paulo, Summus Editorial, 1978, p. 133 e 134.

Quando introduzo o Objeto Material no trabalho individual ou de grupo, o corpo do indivíduo assumirá posturas e situações frente a esse objeto, o que permitirá ao terapeuta apontar como isso vem sendo feito pelo indivíduo; se ele se movimenta cristalizando-se em neuroses ou se, ao contrário, obedece ao fluxo sadio dos mecanismos de sua psique, na relação com o Objeto. Na expressão conduzida temos mais o "recolher" que nos fala Laban e na livre expressão o "espalhar" está mais presente. No trabalho desse livro, ressalto que na natureza o Objeto Material também "recolhe" e "espalha" em função de sua espécie dentro do universo. E acrescento que o homem não pode pensar esse seu movimento sem levar em conta o movimento da natureza. É preciso que haja uma coerência entre essas duas formas de "recolher" e de "espalhar" quando o Objeto Material e o Homem estão juntos.

A natureza como setting analítico

Quando se amplia em direção à natureza, o espaço analítico introduz variáveis novas, o que dificulta ao analista estabelecer com certa precisão aquilo que está sendo tomado como Objeto Material. Seria a natureza como um todo? Seria uma árvore? o riacho? a folha que cai? Delimitar tal objeto é a tarefa que se impõe de imediato no contexto fora do consultório. Na verdade, mesmo quando a sessão se passa dentro das paredes de uma sala, do analista é exigida uma intimidade maior com o objeto que escolhera como Objeto Material para sensibilizar e ajudá-lo no processo.

O corte que as quatro paredes do consultório fazem, eliminando uma série de estímulos que poderiam ser tomados também como Objeto Material, favorece no sentido de evitar a dispersão, colocando o indivíduo dentro de limites necessários a uma melhor compreensão do que se passa em seu íntimo. Todavia, o abrir-se a nível da natureza é que o insere em horizontes novos, alargando a sua consciência.

Análise de uma sessão tendo a natureza como setting

A sala do Posto de Saúde da Associação dos Moradores do Bairro Barcellos, vem servindo para os encontros semanais desse grupo. Na sessão de 13-01-89, resolvemos que a próxima (que seria no dia 20-01-89) realizar-se-ia fora da sala do posto, num lugar em que predominasse a natureza. O local escolhido fora o Jardim Botânico, o tempo de duração seria de três horas corridas e com um lanche quando terminasse a sessão.

Só aceitamos a proposta de ir ao Jardim Botânico, depois de três meses de sessões dentro da sala do ambulatório, onde tínhamos o Objeto Material bem definido e a estrutura da sessão já bem conhecida dos participantes. Quando o grupo é de adultos, esses cuidados se tornam menos rígidos. De uma certa forma, o adulto já tem introjetadas algumas regras básicas que favorecem a expressão conduzida; a dificuldade, muitas vezes, está em ajudá-los a se expandirem na livre expressão.

O Jardim Botânico do Rio de Janeiro é um lugar privilegiado para o tipo de trabalho que nos propúnhamos fazer. Lá, as árvores possuem uma identidade ao alcance das mãos. Junto de cada espécie está registrado o seu nome ou o nome da família a que pertence. São árvores de comuns a raras e que formam um jardim de uma beleza extraordinária (foto n? 1). As crianças do grupo moram perto desse local mas nunca experimentaram de uma maneira mais consciente o que aquele lugar oferece a quem o visita. Estão estas crianças acostumadas a conviver com a beleza externa da natureza embora em seu meio ambiente exista a pobreza e a falta de espaço adequados para o desenvolvimento individual, além da insegurança constante devido aos conflitos entre a polícia e os marginais da região. Nosso objetivo central como terapeutas era procurar refletir sobre a organização externa que aquela natureza nos mostrava, a simplicidade na organização das diferentes espécies de plantas, o convívio organizado e a beleza que aquele lugar nos proporcionava. O intuito era o de "recolher" aquela beleza e organização a nível inconsciente e consciente, de forma a reafirmar estas crianças no desejo de que, na intimidade, a nível do Eu mais profundo, aquela situação acontecesse com elas como pessoas.

Procuramos estar atentos aos impedimentos sócio-econômico-culturais, a fim de não nos iludirmos quanto às possibilidades concretas e possíveis a que estavam sujeitas. Contudo, isso jamais foi motivo para que interferíssemos no imaginário delas, impedindo-as de sonhar ou fantasiar em relação a ter uma vida melhor dentro de casa. Pelo contrário, embora a *consciência* seja o caminho mais eficaz para a realização do desejo, ela está estreitamente ligada à esperança, ao sonho.

A atuação do terapeuta, os exercícios e o andamento da sessão

O desbravamento, a curiosidade total. Tudo isso faz do início do grupo o que eu chamaria de "livre expressão conduzida" — um paradoxo. Aqui, o terapeuta apenas pontua e vai identificando o Objeto Material que, de certa forma, conduzirá toda a sessão. Nesse grupo, tivemos a força das árvores centenárias e espécimes raros contrastando com tipos comuns, que serviram de referência para os exercícios no desenrolar da sessão. Tínhamos, portanto, uma sessão ao ar livre com a natureza servindo como base de sustentação de todo o encaminhamento da sessão.

1º *exercício* — *a)* a busca do "Objeto Material" do desejo — uma dialética entre a "livre expressão" e a "expressão conduzida". Pede-se às crianças que se espalhem num determinado espaço-tempo; que observem e identifiquem aquilo que mais interessá-las.

b) o reconhecimento do "Objeto Material" — dentre o material apreendido pelo grupo ou por apenas um membro do grupo, o terapeuta pede que este objeto seja por eles reconhecido em "plena atenção" (Foto nº 2).

Obs.: Do terapeuta é cobrada uma "atenção flutuante" em relação à demanda do grupo. A natureza está lá à disposição de todos, mas a maneira como a abordamos difere substancialmente de uma pessoa para outra. Achegar-se à natureza com o intuito de se deixar analisar, reconhecer-se pelo outro e por mim mesmo, no meu íntimo é diferente de passear aos domingos no parque e "curtir" a natureza. Um outro aspecto que gostaria de ressaltar em relação à escolha do lugar que utilizamos para realização de grupos de sensibilização, é que poderá vir a ser escolhido um lugar destruído pelo homem, desintegrado e, mesmo, poluído. As reações serão diferentes ao nível psicológico: frustrantes, mais agressivas, assustadoras, de conformismo ou não, etc.

2º *exercício* — o domínio do movimento a partir da conscientização de uma linha imaginária que, partindo do centro existente entre os olhos e acima do nariz, flui gradualmente até a região genital; dividindo o indivíduo em dois, de forma a sentir o peso exato que cada pé sustenta. Depois que se tem bem consciente a linha imaginária, explora-se "peso-movimento" no "espaço-tempo". Procura-se desenvolver a conscientização de parte do corpo que se move, obedecendo a intensidades diferentes e tendo um Objeto Material presente naquele *setting* (árvore, bambu, cipó, as colunas, etc. — vide fotos nºs 3, 3a, 3b e 3c) como referência básica.[2]

---

2. Aqui exploro o exercício dado por Laban (*Op. cit.*, p. 57 a 72 — tabela 1). A diferença está apenas no fato de que faço o relacionamento desse "conscientizar-se de uma linha imaginária" ao nível individual, com as diferentes formas de alinhamento das árvores, dos cipós, dos bambus, etc. Laban inicia o exercício "começando nos pés, passando pela coluna até chegar ao topo da cabeça." Eu, ao contrário, uma vez que o Objeto Material

Obs.: Quando o grupo se aproxima do terceiro exercício, ele já está mais atento à natureza que o cerca, à atmosfera que reina no lugar. Nessa etapa que se segue, já temos de antemão o iniciar de um encontro sutil entre o Eu dos membros do grupo e o *setting* escolhido para a sensibilização. A intimidade cresce no desenrolar das etapas iniciais da sessão, adquire densidade nesse terceiro exercício que segue, para culminar na "livre expressão".

3.º exercício — exercício de "plena atenção", em três etapas.[3]

Na primeira etapa (foto n.º 4), o grupo olha para um Objeto Material escolhido no local (no caso tal objeto é esta árvore cujas folhas estão caindo — foto n.º 4), como se observasse um quadro na parede. Afastado do objeto escolhido eles observam procurando ter uma certa neutralidade em relação ao mesmo, como se estivessem num museu olhando uma paisagem de Van Gogh na parede.

Na segunda etapa (foto n.º 4a), o grupo numa "livre expressão conduzida", tentaria penetrar o Objeto Material, vivenciando o prazer ou o desprazer que tal objeto lhes oferece. Aproximar-se-ia do objeto um pouco mais livremente embora ainda com certa neutralidade, como que "sentindo" a paisagem que antes observara distanciado.

Uma vez sentindo-se dentro do Objeto Material escolhido, procuraria se achegar em livre expressão para o que fosse central no objeto. Na foto 4b (o garoto e a árvore) a paisagem era "a árvore cujas folhas caíam com o vento" — o garoto se aproxima da árvore e a identifica dentro da paisagem que lhe serviu como Objeto Material para o exercício. Assim, a partir da "plena atenção" o indivíduo flui em "livre expressão conduzida" para em "livre expressão" encon-

---

utilizado é, por exemplo, a estrutura de equilíbrio do bambu (foto n.º 3b), ele entra como referência externa e não o corpo do indivíduo — a não ser que tenha tomado o corpo em si como o Objeto Material. Na tabela 1, Laban toma o corpo do indivíduo como referência básica para seus exercícios.

3. Esse exercício fortalece a capacidade que a psique tem "de assumir voluntariamente diferentes atitudes em sua percepção e experiência do ambiente que o cerca. O sujeito pode, em dado momento, ser o observador distante; no momento seguinte, pode abrir-se receptivamente a todas as impressões vindas do ambiente e aos sentimentos e sensações prazerosas que estes provocam; um momento depois, pode projetar-se num experiência enfática com algum objeto do meio. Ao olhar para uma árvore, por exemplo, ele pode, em dado momento, ser o botânico imparcial que observa, compara e classifica o que vê; no momento seguinte pode render-se à cor da folhagem e da casca, ao som das folhas que se movem com a brisa e a seu odor fresco depois da chuva; um momento depois, ele pode tentar sentir, dentro de si, cinestesicamente, a solidez ou fragilidade com que o tronco se ergue e se mantém, a calma da expansão dos ramos ou a graça com que eles se movem de acordo com o vento." Hammer, E. F., *Aplicações Clínicas dos Desenhos Projetivos*. Rio de Janeiro, Interamericana, 1981, p. 133)

trar o objeto preferido, fortalecendo seu caminho individual no construir-se e no expressar-se.

Nesse terceiro exercício o grupo vivencia um certo conflito que é o resultado da passagem da expressão conduzida para a livre expressão. A contradição é vivenciada no que chamo de "livre expressão conduzida". A pessoa se sente violentada, arrancada de suas raízes, cortada em seus laços profundos sempre que tem de continuar a jornada da vida. Vivenciar esses cortes numa atmosfera favorável é o objetivo central desse momento do trabalho. O final desse exercício sempre traz muito prazer para o grupo.

4º exercício — reflexão sobre o momento anterior e meditação.

Após uma reflexão sobre o momento anterior, damos um exercício de meditação. Nessa sessão no Jardim Botânico, pedi que escolhessem um colega e que dois a dois meditassem sobre a planta que mais lhes interessasse naquele jardim (foto nº 5).

Obs.: Na natureza a meditação fica mais difusa do que quando realizada na sala do consultório. Como o *setting* é mais livre, aberto, o espírito se solta e numa identidade com o silêncio que o barulho do mato, das folhas e do vento desperta no nosso ser, nos iniciamos em vibrações as mais diversas. A função religiosa na psique encontra nesses momentos o lugar ideal para uma maior intimidade com o divino em nós. O Si-mesmo se alimenta da floresta, dos rios e mares. A meditação pontua e fixa na alma a lembrança afetiva daquilo que vem sendo motivo constante de atenção. Desde o início da sessão, perpassando os exercícios, já podíamos sentir no grupo que, em meio à agitação inicial, aos poucos o Si-mesmo aderia ao espírito das árvores e lagos.

Quando o terapeuta indica a meditação como exercício, ele está abrindo um espaço concreto no imaginário do indivíduo para que aconteça o *religare* entre a pessoa, a natureza e o divino. Grande parte da arte de compor o exercício adequado à viabilização de uma experiência de vivência da energia do arquétipo da divindade, reside na maneira pessoal como o analista vive essa realidade. Para Jung a imagem de Deus no homem é um fenômeno real embora subjetivo que precisa ser vivido de maneira integrada na psique. Como energia psíquica, a libido através de modelos arquetípicos produz a imagem divina. Nessas sessões que faço de trabalho de corpo, o exercício que costumo propor como "livre expressão" é o de dar a palavra "Deus" ou "Pai" ou "Sol" ou "Lua", etc., oferecendo-lhes um Objeto Material adequado (mandalas pintados, redes, panos brancos, papéis dourados, máscaras, o barro etc.). Tenho presenciado verdadeiros rituais quando damos esses exercícios. O que se segue é uma verbalização do que aconteceu, para que assentemos as bases filosóficas ou teológicas que cada membro do grupo possa desejar.

5º exercício — a busca do prazer na arte de brincar (fotos nº 7). Nos trinta minutos finais, em "livre expressão", as crianças brincam não mais "na natureza", e sim "com a natureza", com a qual vivenciaram em "plena atenção" essas três horas de trabalho de corpo. No momento final, o terapeuta anuncia o término da sessão. Pede-se aos membros do grupo que procurem guardar algo de significativo de sua experiência para servir de tema para a sessão seguinte. Muitas vezes, lembro-lhes que na noite que se segue à sensibilização costuma-se sonhar. Então, peço-lhes que escrevam ou pintem o sonho e tragam na sessão seguinte.

Observação geral: Quando o grupo já sabe como fazer os exercícios, ao terapeuta é permitido participar de alguns deles. Não há necessidade de se esconder atrás de uma postura rígida de quem só apresenta os exercícios. Quanto aos exercícios que mais favorecem a participação do terapeuta, seriam os de equilíbrio em plena atenção, os de relaxamento e, principalmente a meditação. Na livre expressão com o Objeto Material, o terapeuta deve se manter de fora, para que possa observar melhor. De maneira geral, o terapeuta deve ter sempre em mente cada membro do grupo e o grupo como um todo, não deve nunca se introduzir junto ao grupo a ponto de interferir na "atenção flutuante" que lhe é necessária para atuar com qualidade e firmeza.

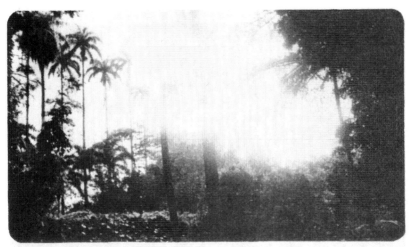

Foto n? 1 - *A escolha do lugar na natureza: o Jardim Botânico do Rio de Janeiro.*
"...é preciso sair depressa e vivificar em si mesmo, em contato com a natureza, os instintos, as sensações de arte que residem em nós." (Cézanne a Charles Camoin, Chipp. H. B. *Teorias da Arte Moderna*, São Paulo, Martins Fontes, 1988, p.15.)

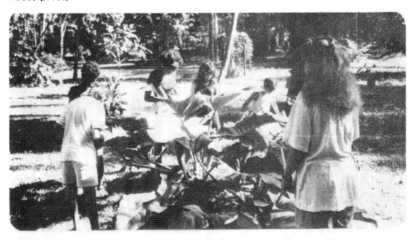

Foto n? 2 - *Um olhar sob "plena atenção"*. A criança descobre na natureza o objeto preferido no desejo de se ver reconhecida nele. As noções teóricas de Sombra, sizígia *(anima e animus)*, Si-mesmo e a própria noção de Eu, ganham concretude quando podemos transformá-las em imagens e as tocamos com as mãos. Os símbolos de sonhos e a própria imaginação, quando manifestados e concretizados em objetos nos quais podemos tocar, liberam a sobrecarga energética das emoções, asseguram o fluxo e refluxo da energia psíquica e integram o homem na natureza, no universo: o objeto "fora" que redimensiona o objeto "dentro" e, vice-versa, o imaginário que se afirma como "coisa em si".

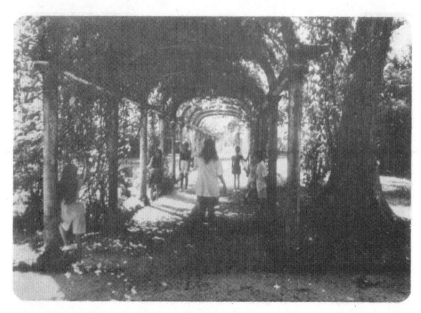

Foto n.º 3 - A preparação para o exercício de equilíbrio tendo como base de referência externa as colunas que se erguem junto às árvores.

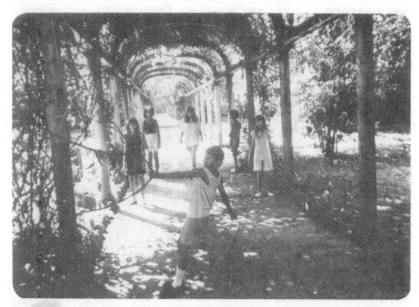

Foto n.º 3a - O cipó dá a dimensão exata de peso no espaço-tempo necessário para quem já tem um pouco mais consciente a linha imaginária de equilíbrio.

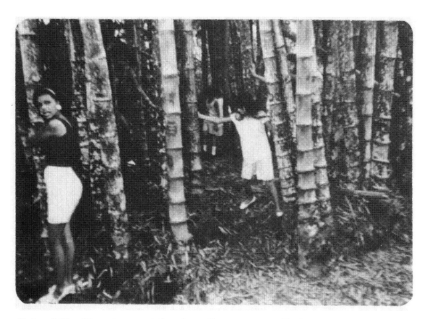

Foto nº 3b - Na natureza os bambus são os menestréis do equilíbrio. Uma das mais perfeitas referências externas para exercitar a linha imaginária de equilíbrio.

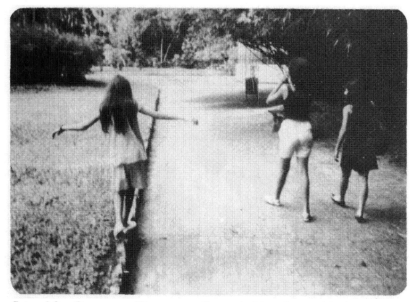

Foto nº 3c - O prazer na "livre expressão conduzida". O exercício de equilíbrio que se expande em livre expressão.

133

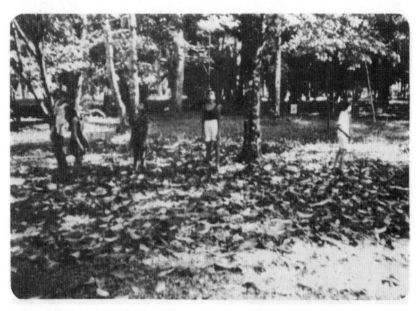

Os três momentos na observação do Objeto Material: de fora com neutralidade: de dentro da natureza com prazer; e na intimidade do objeto.
Foto n.º 4 - 1º momento: "O olhar imparcial que observa, compara e classifica o que vê." (Hammer)

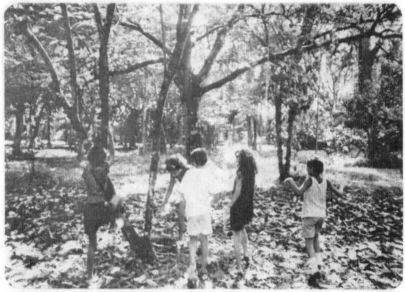

Foto n.º 4a - 2º momento: "Ao som das folhas que se movem com a brisa." (Hammer)

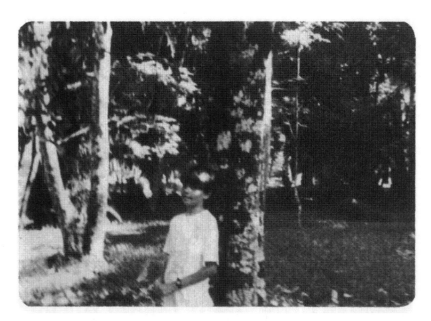

Foto n.º 4b - 3º momento: "Sentir dentro de si, cinestesicamente, a solidez ou fragilidade com que o tronco se ergue e se mantém, a calma da expansão dos ramos ou a graça com que se movem de acordo com o vento." (Hammer)

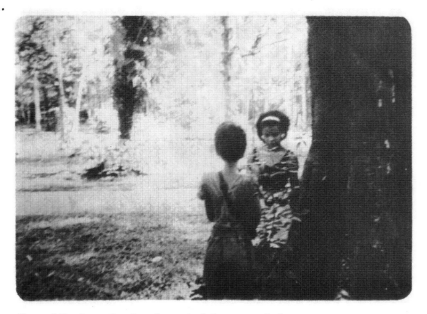

Foto n.º 5 - A meditação - fruto da "plena atenção".

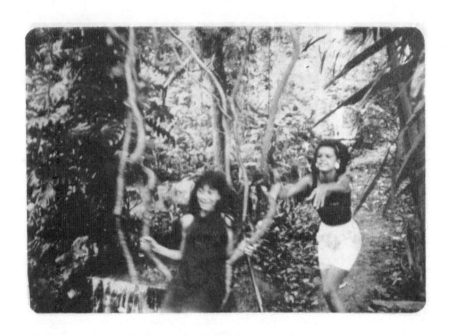

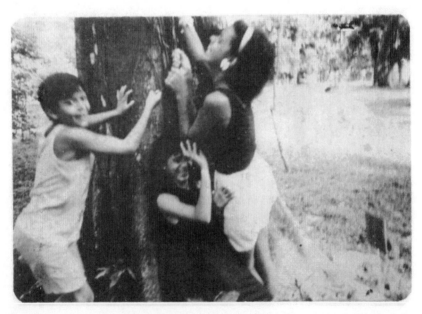

Fotos n.º 6 e 7 - O cipó e a árvore amiga abraçam as crianças em "livre expressão".

BIBLIOGRAFIA

Referências Bibliográficas

Augras, M. — *O Ser da Compreensão*, Petrópolis, Vozes, 1978.
Bachelard, G. — *L'eau et les Rêves*, Paris, J. Corti, 1942.
— *La Terre et les Rêveries de la Volonté*, Paris, J. Corti, 1948.
— *O Novo Espírito Científico*, Rio, Tempo Brasileiro, 1968.
— *La Poétique de la Rêverie*, Paris, Pres. Univ. de France, 1968a.
— *A Psicanálise do Fogo*, Portugal, Est. Cor, SARL, 1972.
— *A Filosofia do Não, O Novo Espírito Científico, A Poética do Espaço*
    — C. Os Pensadores, S. Paulo, Ed. Abril, 1984.
— *O Direito de Sonhar*, S. Paulo, Difel, 1985.
Baraud, G. — *Les Masques*, Paris, Le Seuil, 1948.
Bianchi, T. — *Seu Corpo — Sua História*, Petrópolis, Vozes, 1984.
Borges, J.L. — *O Fazedor*, S. Paulo, Difel, 1984.
— *O Aleph*, Rio, Editora Globo, 1985.
Buber, M. — *Eu-Tu*, S. Paulo, Cortez Moraes, 1979.
Chardin, P.T. — *O Fenômeno Humano*, Porto, Tavares Martins, 1970.
Filloux, J.C. — *O Inconsciente*, S. Paulo, Dif. Eur. do Liv, 1966.
Focillon, H. — *Vida das Formas*, Rio, Zahar, 1983.
Gullar, F. — *Toda Poesia*, Rio de Janeiro, José Olympio Editora, 1987.
Hall. J.A. — *Jung e a Interpretação dos sonhos*, São Paulo, Cultrix, 1985.
Jaeger, W. — *Paidéia-A Formação do Homem Grego*, São Paulo, Martins Fontes, 1986.
Jaffé, A. — *Ensaios sobre a Psicologia de C.G. Jung*, São Paulo, Cultrix, 1988.

Jung, C.G. — *Fundamentos de Psicologia Analítica*, Petrópolis, Vozes, 1972.
— *Memórias, Sonhos, Reflexões*, Rio, Nova Fronteira, 1975.
— *A Prática da Psicoterapia*, Petrópolis, Vozes, 1981.
— *A Energia Psíquica*, Petrópolis, Vozes, 1983.
— *Mysterium Coniunctionis*, Petrópolis, Vozes, 1985.
— *AION- Estudos sobre o Simbolismo do Si-mesmo*, Petrópolis, Vozes, 1986.
— *Psicologia e Religião Oriental*, Petrópolis, Vozes, 1986a.
— *Um mito moderno sobre coisas vistas no céu*, Petrópolis, Vozes, 1988.
Ladriére, J. —*A Articulação do Sentido*, S. Paulo, EPU, 1977
Laplanche, J. Pontalis, B. J. — *Vocabulário da Psicanálise*, Santos, Martins Fontes Editora Ltda, 1970.
Lispector, C. — *Água Viva*, Rio de Janeiro, Nova Fronteira, 1985.
Mert N. T., — *A Via de Chuang Tzu*, Petrópolis, Vozes, 1974.
Nietzsche, F.W., — *Assim Falou Zaratustra*, Rio de Janeiro, Civil. Brasileira, 1977.
Ostrower, F. — *Criatividade e Processos de Criação*, Rio, Imago, 1977.
Quillet, P. — *Introdução ao Pensamento de Bachelard*, Rio, Zahar, 1977.
Silveira, N. da — *Terapêutica Ocupacional — Teoria e Prática*, Rio, PUC, 1979.
Vaz, C. de L. — *Escritos de Filosofia II*, São Paulo, Loyola, 1988.
Van der Leew, G. — *Fenomenologia de la Religion*, Buenos Aires, Fondo de Cult. Econômica, 1964.
Von Franz, M.L. — *Alquimia*, S. Paulo, Cultrix, 1985.

Bibliografia de Base

Agostinho, S. — *Confissões*, Porto, Livraria Apostolado/da Imprensa, 1966.
Anziew, D. — *Os Métodos Projetivos*, Rio, Campus, 1979.
Augras, M. — *A Dimensão Simbólica*, Petrópolis, Vozes, 1980
— *O Duplo e a Metamorfose*, Petrópolis, Vozes, 1983.
Bachelard, G. — *L'air et les Songes, essai sur l'imagination du mouvement*, Paris, J. Corti, 1943.
— *Le Materialisme Rationel*, Paris, Presses Universitaires de France, 1963.
— *L'activité Rationaliste de la Physique Contemporaine*, Paris, Pres. Univ. de France, 1965
— *La Terre et les Rêveries du Repos*, Paris, J. Corti, 1969.
Baudelaire, C. — *As Flores do Mal*, Rio de Janeiro, Nova Fronteira, 1985.
Bonaventure, L. — *Psicologia e Vida Mística*, Petrópolis, Vozes, 1975.
Borges, J.L. — *O Livro de Areia*, Rio, Globo, 1984.
— *Elogio da Sombra*, Perfis, Rio, Globo, 1985.
— *Livro dos Sonhos*, S. Paulo, Difel, 1985a.
Brenner, G. — *Noções Básicas de Psicanálise*, Rio, Imago, 1975.
Caruso, I. — *Psicanálise e Dialética*, Rio, Bloch Edit, 1967.
Chipp, H.B., — *Teorias da Arte Moderna*, São Paulo, Martins Fontes, 1988.
Cooper, D. — *Psiquiatria e Antipsiquiatria*, S. Paulo, Perspectiva S.A, 1977.

Corbisier, R. — *Hegel — Textos Escolhidos*, Rio, Civ. Bras, 1981.
Cruz, S. J. da — *Obras Espirituais do Doutor Místico S. João da Cruz*, Portugal, G. Fig. da Foz, 1957.
Eitel, E.J. — *Feng-Shui — A Ciência do Paisagismo Sagrado na China Antiga*, S. Paulo, Ground Lt, 1985.
Eliade, M. — *Ferreiros e Alquimistas*, Rio, Zahar, 1979.
Foucault, M. — *Doença Mental e Psicologia*, Rio, Tempo Brasileiro, 1968.
— *História da Loucura*, S. Paulo, Perspectiva S.A, 1978.
Freud, A. — *Infância Normal e Patológica*, Rio, Zahar, 1980.
Freud, S. — *Cinco Lições de Psicanálise-Leonardo da Vinci*, Rio, Imago, 1970.
Fromm, E. — *Psicanálise da Sociedade Contemporânea*, Rio, Zahar, 1974.
Fux, M., — *Dança, Experiência de Vida*, São Paulo, Summus Editorial, 1983.
Greenson, R.R. — *A Técnica e a Prática da Psicanálise*, 2 volumes, Rio, Imago, 1981.
Hall, C- S. Vernon, J.N. — *Introdução à Psicologia Junguiana*, S. Paulo, Cultrix, 1980.
Hammer, E. F. — *Aplicações Clínicas dos Desenhos Projetivos*, Rio, Interamericana, 1981.
Jaspers, K. — *Psicopatologia Geral,* 2 volumes, S. Paulo, Atheneu, 1973.
Jung, C.G. — *Psicologia y Alquimia*, B. Aires, S. Ruenda, 1957.
— *Realidad del Alma*, B. Aires, Losada, 1957a.
— *La Psychologia de la Transferência*, B. Aires, Paidós, 1961.
— *Transformaciones y Simbolos de la libido*, B. Aires, Paidós, 1962.
— *Um Mito Moderno*, Lisboa, Ensaio Edit. Minotauro Ltda, 1962a.
— *Psicologia e Religião*, Rio, Zahar, 1965.
— *Teoria del Psicoanálisis*, Barcelona, Plaza & James, 1969.
— *Four Archetypes: Mother, Rebir-sth, Spirit, Trickster*, Princeton, N.J.: University Press, 1970.
— *Mandala Symbolism*, Princeton, N.J.: University Press, 1970a.
— *El Hombre y sus Simbolos*, Madrid, Aguilar, 1974.
— *Tipos Psicológicos*, B. Aires, Sudamericana, 1974a.
— *Freud/Jung — Correspondência Completa*, Rio, Imago, 1976.
— *O Eu e o Inconsciente,* Petrópolis, Vozes, 1978.
— *Psicologia do Inconsciente,* Petrópolis, Vozes, 1978a.
— *A Energia Psíquica*, Petrópolis, Vozes, 1983.
— *Alchemical Studies,* Princeton, N.J.: Pric. Univ. Press, 1983a.
— *A Natureza da Psique*, Petrópolis, Vozes, 1984.
— *O Segredo da Flor de Ouro*, Petrópolis, Vozes, 1984a.
— *O Espírito na Arte e na Ciência,* Petrópolis, Vozes, 1985.
— *Símbolos da Transformação,* Petrópolis, Vozes, 1986.
Kierkegaard, S. — *O Conceito de Angústia,* S. Paulo, Hemus, 1968.
Laban, R., — *Domínio do Movimento,* São Paulo, Summus Editorial, 1978.
Laberge, J. — *Da Angústia à Visão,* S. Paulo, Loyola, 1975.
Lacan, J. — *Escritos,* México, Siglo Veintiuno Edit. S/A, 1972.

Lagache, D. — *A Psicanálise,* S. Paulo, Dif. Eur. do Livro, 1961.
Laing, R. D. — *Fatos da Vida,* Rio, Nova Fronteira, 1982.
Lispector, C. — *Uma Aprendizagem ou o Livro dos Prazeres,* Rio, Nova Fronteira, 1977.
— *Um sopro de Vida,* Rio, Nova Fronteira, 1978.
— *A Paixão Segundo G. H.,* Rio, Nova Fronteira, 1986.
Lopes, E. — *Fundamentos da Lingüística Contemporânea,* S. Paulo, Cultrix, 1981.
Maslow, A. H., Shaffer, L. F. y otros — *Métodos Psicoterapeuticos,* B. Aires, Paidós, 1965.
Mcguire, W. e Hull, R.F.C., — *C. G. Jung: Entrevistas e Encontros,* S. Paulo, Cultrix, 1982.
Mannoni, O. — *Chaves para o Imaginário,* Petrópolis, Vozes, 1973.
Meireles, C. *Cântico,* S. Paulo, Edit. Moderna Ltda, 1983.
Michaux, L. *Os Graus de Loucura,* Rio, Civ. Brasileira, 1973.
Moreno, J. L., — *Psicodrama,* São Paulo, Cultrix, 1984.
Morente, M. G. — *Fundamentos de Filosofia,* S. Paulo, M. Jou, 1976.
Nogare, P. D. — *Humanismo e Anti-Humanismo em Conflito,* Salvador, Edit. Beneditina Ltda, 1971.
Novaes, M. H. — *Psicologia Pedagógica,* Rio, Achiamé, 1982.
Poersch, J. L. — *Evolução e Antropologia no Espaço e no Tempo,* S. Paulo, Herder, 1972.
Raeymaeker, L. de — *Introdução à Filosofia,* S.Paulo, Herder, 1961.
— *Filosofia do Ser,* S. Paulo, Herder, 1967.
Sandler, J.; Dare, C.; Holder, A. — *O Paciente e o Analista,* Rio, Imago, 1977.
Silveira, N. da — *Jung Vida e Obra,* Rio, J. Alvaro Edit, 1974.
— *Imagens do Inconsciente,* Rio, Alhambra, 1981.
Suzuki, D. T., *Introdução ao Zen-Budismo,* Rio de Janeiro, Civ. Brasileira, 1973.
Vialatoux, J. — *La Morale de Kant,* Paris, P.U. de France, 1956.

Revistas

— *Psicanálise em Crise,* Petrópolis, Vozes, 1974.
— *Lygia Clark* — *Arte Brasileira Contemporânea,* Rio, Funarte, 1980.
— *Arquivos Brasileiros de Psicologia* — n.º 2, Rio, Fundação Getúlio Vargas, 1982.
— *Junguiana 1* — Revista da Sociedade Brasileira de Psicologia Analítica, Petrópolis, Vozes, 1983.
— *Junguiana 2* — Revista da Sociedade Brasileira de Psicologia Analítica, Petrópolis, Vozes, 1984.
— *Religião e Sociedade,* Rio, Editora Campus Ltda, 1984a.
— *A Emoção de Lidar* — *uma experiência em Psiquiatria,* Casa das Palmeiras, Rio de Janeiro, Alhambra, 1986.

POSFÁCIO DA SEGUNDA EDIÇÃO

Interações possíveis entre psicologia, arte e arteterapia

As mediações artísticas vêm sendo utilizadas em numerosos contextos, ultrapassando a clínica para se introduzir em diferentes campos profissionais. Encontramos hoje uma proliferação de "ateliês" – "ateliês de arteterapia", "ateliês de mediação artística", "ateliês de expressão artística", "ateliês de animação terapêutica", "ateliês íntimos", "ateliês de imagem" –, o que nos convida a revisitar esta palavra, realçando-a como lugar de mediação. Estando a questão da arte associada ao ateliê como suporte fixo para mediações terapêuticas, sociais e artísticas, torna-se necessário também indagar-se sobre: o que é arte; o objetivo do ateliê; a formação profissional dos interventores; a natureza do trabalho que se pretende desenvolver no ateliê; a metodologia de trabalho a ser utilizada e, sobretudo, o lugar e a natureza do objeto concreto a ser utilizado como instrumental de trabalho do profissional interventor.

O ateliê e a arteterapia

A palavra "ateliê" surgiu do francês antigo "astelle", que significa "cavaco" ou "pó de madeira", resíduos que restam do material utilizado pelo artista depois de terminada sua obra. Artista e artesão, influenciados pela estrutura orgânica do ateliê, sofriam a influência do espaço, dos objetos, unindo as mãos e os olhos ao misterioso poder de criação. No espaço do ateliê faziam suas pesquisas em meio a movimentos de reação à luz – o olho tirando proveito da luz no sentido de permitir às mãos desencadear movimentos de reação à matéria viva encontrada no espaço do ateliê.

As dificuldades de espaço e o baixo poder aquisitivo levavam os artistas a habitar o próprio lugar em que desenvolviam sua arte. Vida e atividade artística se misturavam. A precariedade do espaço, se por um lado impedia o expandir do trabalho, por outro criava um ambiente de misturas de texturas, cores e formas. Os objetos utilitários do artista transformavam o ateliê numa espécie de porão, onde descarregava todos os objetos internos, suas emoções e sofrimentos diários. A tensão criada entre o caos, os objetos e as emoções era um convite constante à reordenação.

O artista era aquele que parecia melhor conhecer e ordenar a paisagem complexa que essa espécie de museu particular oferecia ao imaginário. No ateliê eu olho, eu tento, eu viro e reviro a matéria, volto a olhar a nova disposição que se registra no plano dos objetos e do comportamento humano, convivendo sabiamente com o inevitável. A arte refletida nas possibilidades de ordenações e o caráter mutante e imprevisível das situações reais filtravam mental e sensorialmente a experiência. A própria complexidade servia como epicentro, onde todas as atividades e interseções se transformariam em projeto de vida. Tomemos como exemplo Picasso. As diferentes amantes de Picasso conviviam umas com as outras por meio dos quadros pintados próximos da cama do artista. De tal forma, Picasso misturava o afetivo e emocional às suas obras. Segundo sua filha Dora Mar, sua mãe veio a perceber a existência de outra musa ao observar as mudanças de tonalidades dos pigmentos.

Seriam inúmeros os exemplos que poderíamos dar de ateliês em que vida e arte se misturaram às produções. Em 1998, após a morte de Francis Bacon, seu ateliê foi todo desmantelado para ser refeito na Galeria de arte Dublin. Nele, dispostas como no original de Londres, foram deixadas todas as suas tralhas. O objetivo era introduzir o público no interior do espaço tridimensional de criação desse artista. O próprio ateliê em si transformava-se em objeto artístico, uma espécie de instalação, na medida em que levava o visitante a entrar no centro de produção genial do artista. Nos anos 1970, depois do ateliê chique ou boêmio dos artistas pioneiros da modernidade, os ateliês sofreram uma evolução, desmaterializando o lugar de criação. A partir daí, criaram-se espaços alternativos em que a rua, a paisagem e o próprio museu aparecem como centros e lugar de criação. O ateliê se revela, assim, como um verdadeiro lugar de vida e de trabalho.

Do "ateliê íntimo" ao "ateliê de imagem"

A noção de "uso" é essencial para agregar o "ateliê íntimo" e ilusório ao aparato teórico e concreto necessário para a construção de sua réplica no exterior: o "ateliê de imagem". Este tenderia na direção do "laboratório de imagem", onde imagens palpáveis seriam arquivadas, instigando os pesquisadores a desenvolver teorias e a pensar sobre o real, o simbólico e o imaginário a partir da percepção de novos planos como a textura, a cor, a superfície. Olhar e manusear as imagens do inconsciente que se fundem, dissolvem e se encharcam na materialidade do objeto concreto produz uma nova sintaxe fundada na vivência da "metáfora sensorial"; metáfora esta escavada no solo firme do "objeto material".

O "ateliê íntimo" é o lugar de criação de imagens metafóricas das emoções e o "ateliê de imagem", o da "metáfora sensorial". O desejo engendra no "ateliê íntimo" a geométrica forma metafórica que, fincada em bases arquetípicas, serviria como uma espécie de cenário virtual para o Eu vir a se constituir como o centro da consciência. A formação da consciência pelo Eu operaria na fronteira entre a imago do objeto e o próprio objeto no exterior, elaborando uma

www.gruposummus.com.br

gramática concreta na própria ausência de materialidade de objetos "puros" e fechados, confrontando-os com materiais sólidos. Desse embate se produziria uma nova linguagem verbal processada instintivamente que tenderia a ultrapassar as barreiras da ideia de objeto, por não se submeter à agonizante sintaxe do discurso racional oferecido pelo nosso convencional sistema de linguagem.

Não bastaria usar a arte no "ateliê de imagem" para nos definirmos como arteterapeutas. Em arteterapia a noção de "ateliê íntimo" orienta o profissional e sua prática na direção de uma nova estética, em que o sentido ganha corpo em relação à aparência do objeto. Diante do traço e da materialidade do objeto no exterior, envolvendo o profissional e o cliente em negociações internas e externas, o "ateliê íntimo" aparece como cenário ideal para agenciar e transformar a complexidade das questões surgidas na dinâmica sensorial e verbal em soluções pensadas e problematizadas. E, na esperança de encontrar intervalos entre percepção, descrição e representação, a imaginação engendraria no *setting* uma solução possível. O objetivo seria sempre o mesmo: o de apaziguar cóleras emocionais pela via de algo manuseável, emocional e visual.

O fator determinante nesse processo de atribuição sensorial à linguagem teórica do analista e arteterapeuta é garantir e legitimar a existência de uma práxis para além da linguagem falada. A *sensorialidade* garantida pela enfática presença de novos materiais no "*setting*" analítico legitima as psicoterapias e arteterapias fundadas sobre as metáforas sensoriais. Tocar o desejo não apenas por meio de construtos ficcionais linguísticos redireciona a construção de nossa identidade a uma topografia móvel cujo valor subordina o diálogo e as reflexões teóricas a uma práxis cada vez mais ligada a um contexto histórico amplo. Aproximar o *setting* analítico de um "ateliê de imagem" amplia as fronteiras da psicologia clínica e da arteterapia, unindo o plano do "objeto ideia" à pujança do objeto concreto, estabelecendo os parâmetros para a construção de uma nova linguagem verbal e simbólica. Nos "ateliês de imagem", sulcos geométricos poderiam ser simbolizados com o auxílio desta fina ferramenta, "a metáfora sensorial", e, assim, apreenderíamos em estado bruto o aspecto físico da desorganização mental na neurose e mesmo na psicose. Como nos fala Gouvêa (2000, p. 38)[*]:

> Sem dúvida, o lado sensorial do objeto pode vir a ser engolido pela ideia de "ausência". Percebemos que no nível da práxis analítica essa concepção de um "objeto fantasma" acaba interferindo na práxis do analista. Analisar as pulsões destruidoras do analisando apenas no nível do verbal acaba reduzindo a capacidade de simbolização do indivíduo. É que essas pulsões, inibidas em suas excitações sensoriais, não encontrariam um objeto consistente em que pudessem depositar a marca das emoções. Nesse caso, o analisando, ao se identificar com um objeto mutilado (por ser só linguagem), confinar-se-ia em zonas difusas de um real que se lhe apresentaria sempre como vindo apenas do interior do sujeito. Nesse caso, o "desconhecido" do mundo externo seria negado em função do "desconhecido" do mundo interno, comprometendo o processo de tomada de consciência e construção do real.

---

[*] GOUVÊA, A. P. *A tridimensionalidade da relação analítica*. São Paulo: Cultrix, 2000, p. 38.